Organisation in der Arztpraxis

Tips und Ratschläge
für eine erfolgreiche Praxisführung

Andreas Frodl

19 Abbildungen

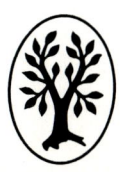

1996
Georg Thieme Verlag Stuttgart · New York

Andreas Frodl
Dr. rer. pol., Dipl.-Kfm.
Zur Pointnermühle 3
85435 Erding

Die Deutsche Bibliothek – CIP-Einheitsaufnahme

Frodl, Andreas:
Organisation in der Arztpraxis : Tips und Ratschläge für eine
erfolgreiche Praxisführung / Andreas Frodl. – Stuttgart ; New
York : Thieme, 1996

© 1996 Georg Thieme Verlag,
Rüdigerstraße 14, D-70469 Stuttgart
Printed in Germany
Satz: Mitterweger Werksatz, Plankstadt,
gesetzt auf: TypoScript
Druck: Gutmann & Co., 74388 Talheim

ISBN 3-13-101471-7   123456

Vorwort

Zur beruflich selbständigen Tätigkeit des Arztes gehört die Führung einer eigenen Praxis. Über diesen wichtigen Teil seiner zukünftigen Tätigkeit erfährt der angehende Arzt während seines Studiums jedoch so gut wie gar nichts. Auch für das übrige Praxispersonal treten wichtige betriebswirtschaftliche Inhalte des Praxisbetriebes im Verlaufe der Ausbildung eher in den Hintergrund. Die Arztpraxis ist jedoch ein Dienstleistungsunternehmen mit allen sich daraus ergebenden wirtschaftlichen Konsequenzen und Erfordernissen. Der Arzt ist als Praxisinhaber und Unternehmer für den wirtschaftlichen Erfolg seiner Praxis verantwortlich. Gerade vor dem Hintergrund einschneidender Reformen des öffentlichen Gesundheitswesens, die sich unmittelbar auf die Erlössituation der Arztpraxis auswirken, muß der Arzt als Praxisinhaber mehr denn je unternehmerisch denken und handeln. Zur wirtschaftlich erfolgreichen Praxisführung bedarf es daher eines Praxismanagements in den wichtigen unternehmerischen Bereichen Organisation, Controlling und Personal.

In diesem Buch wird der Bereich *Praxisorganisation* behandelt, der neben aufbau- und ablauforganisatorischen Aspekten des Praxisbetriebes auch die Organisation der Materialwirtschaft, der Kassen- und Privatliquidation, der Behandlungs- und Bestellplanung sowie organisatorische Maßnahmen im Bereich des Praxismarketings und der Mitarbeiterführung beinhaltet. Die *Praxisorganisation* ist für den wirtschaftlichen Erfolg der Praxisführung nicht zuletzt durch ihren direkten Einfluß auf die Kostensituation und die Attraktivität der Praxis mitverantwortlich.

Dem Georg Thieme Verlag danke ich für die weitsichtige Entscheidung, *Praxisorganisation* als ersten Band neben den Büchern *Kostenmanagement* und *Personalmanagement in der Arztpraxis* zur Behandlung wichtiger wirtschaftlicher Fragestellungen der Führung von Arztpraxen in sein Verlagsprogramm aufzunehmen.

Erding, im Winter 1995/1996   Dr. Andreas Frodl

Inhaltsverzeichnis

Hinweise zur Benutzung des Buches

Das vorliegende Buch ist als Ratgeber für das *gesamte Praxisteam* gedacht.

Ratgeber für das gesamte Praxisteam

Der **Arzt** als Praxisinhaber findet neben den theoretischen Grundlagen der Praxisorganisation (*Grundlagen der Praxisorganisation*, S. 4) zahlreiche Hinweise, wie seine Praxis in allen Bereichen effizienter und besser organisiert werden kann (*Organisationsbereiche in der Arztpraxis*, S. 13).

Mit Hilfe des im Anhang aufgeführten Fragenkatalogs (*Fragenkatalog zur Praxisorganisation*, S. 80) wird er ferner in die Lage versetzt, seine Praxis gezielt auf Schwachstellen hin zu überprüfen. Abhilfen und Ratschläge zur Behebung festgestellter Mängel können anhand der am Ende der Fragen stehenden Seitenzahlen direkt nachgeschlagen und angewendet werden.

Fragenkatalog zur Überprüfung von Schwachstellen

Für die **Verwaltungshelferin** ist im Sinne einer Fortbildung eher der praktische Teil des Buches (*Organisationsbereiche in der Arztpraxis*, S. 13) interessant. Er enthält neben der Gesamtdarstellung der Praxisorganisation wichtige, praktikable Hinweise und Anregungen zu ihrem täglichen Aufgabenspektrum.

Auch sie kann mit Hilfe des Fragenkatalogs ihren eigenen Aufgabenbereich oder aber auch die gesamte Praxisorganisation überprüfen.

Auszubildende erhalten einen Überblick über die Thematik der Praxisorganisation und können daher das vorliegende Buch als Lehrbuch für ihre Ausbildung benutzen.

Eilige Leser können den Teil der theoretischen Grundlagen (*Grundlagen der Praxisorganisation*, S. 4) überspringen und sich anhand des Inhaltsverzeichnisses direkt die Textabschnitte aussuchen, die die gewünschte Information enthalten.

Informationen für den eiligen Leser

Zum leichteren Auffinden sind an den Seitenrändern die wichtigsten Aussagen in Form von Marginalien aufgeführt.

Praxisorganisation als Erfolgsrezept

**Das tägliche
Organisationschaos**

Welche Rezeptionshelferin hat folgende „weltuntergangsähnliche"
Situation nicht schon einmal erlebt: Vier bis fünf ungeduldige
Patienten drängeln sich vor der Rezeption, der ohnehin gestreßte
Chef ruft irgend etwas aus dem Behandlungszimmer, das Telefon
klingelt ununterbrochen, die Kollegin fragt nervend nach angeblich
spurlos verschwundenen Laboruntersuchungen, und der Bildschirm
des neu angeschafften Praxiscomputers hat sich urplötzlich und aus
unerfindlichen Gründen verdunkelt.

Um aus diesem beliebig erweiterbaren Chaos herauszufinden,
bestehen für unsere Helferin grundsätzlich zwei Möglichkeiten: ent-
weder einen Nervenzusammenbruch glaubhaft vorzutäuschen und
sich unter den Augen der entsetzten Patienten und des herbeieilen-
den Chefs langsam vom Schreibtischstuhl auf den Boden gleiten zu
lassen oder aber, und das ist die elegantere Lösung, sich an den
ersten wichtigen Merksatz dieses Buches zu erinnern:

Es kann Sie nichts aus der Ruhe bringen!

So schlimm kann es gar nicht kommen, daß Sie den Überblick ver-
lieren und diese relativ oft wiederkehrende Situation nicht bewältigen könnten! Helfen Sie einem Patienten nach dem anderen, geben
Sie Ihrer Kollegin einen Tip, wo sie nach den Laborarbeiten suchen
soll, und rufen Sie, nachdem Sie die Telefongespräche entgegengenommen haben, den zuständigen technischen Kundendienst an und
teilen Sie ihm mit, daß es einfach lebensnotwendig ist, den Computer sofort zu reparieren. Und wenn Sie danach einen kurzen
Moment verschnaufen können, atmen Sie tief durch und klopfen
Sie sich auf die Schulter, wie gut Sie doch wieder mit allem fertig
geworden sind. Denn es wäre doch gelacht, wenn Sie das nicht
schaffen würden! Anschließend ist jedoch mit dem Chef ein drin-
gendes Gespräch über das *Organisationschaos* in seiner Praxis notwendig!

**Notwendigkeit zur
Erneuerung der
Praxisorganisation**

Das vorliegende Buch wendet sich jedoch nicht nur an die
„Managerin der Rezeption" oder an die diese Aufgaben oft wahr-
nehmende Verwaltungshelferin. Neben der *ordnenden* Funktion,
die die oben beschriebenen Situationen möglichst erst gar nicht entstehen läßt, hat die Praxisorganisation eine zweite wichtige Funktion.

**Ordnende Funktion der
Praxisorganisation**

**Die Arztpraxis als
Dienstleistungsbetrieb**

Die Arztpraxis ist ein Dienstleistungsbetrieb. Der *Arzt* ist in
seiner Praxis somit nicht nur behandelnder Mediziner, vielmehr ist
er auch *Manager* seines Praxisbetriebes und Vorgesetzter gegenüber
seinen Mitarbeiterinnen und Mitarbeitern. In diesen Funktionen
hat er umfangreiche Management- und Personalführungsaufgaben
wahrzunehmen.

Auch wenn vielen Ärzten diese betriebswirtschaftlich orientierte Darstellung ihres Berufes und der Führung einer Arztpraxis zuwider erscheint, läßt sich gerade vor dem aktuellen Hintergrund einschneidender Reformen im Gesundheitswesen und eines zunehmenden Konkurrenzdruckes die Notwendigkeit, die Arztpraxis als einen rentablen und zugleich florierenden Betrieb zu organisieren, nicht verleugnen.

Insbesondere etablierte Allgemein- und Fachärzte mit einem oft umfangreichen Privatpatientenstamm und fixiertem Einkommen zeigen kaum Interesse, in ihrem scheinbar gut funktionierenden Praxisbetrieb alte Gewohnheiten über Bord zu werfen und die eigene Führung und Organisation der Praxis zu überdenken oder gar abzuändern. Insbesondere in der Praxisorganisation verbergen sich jedoch zahlreiche *Kostensenkungspotentiale,* die durch gezielte Nutzung deutlich ertragssteigernde Wirkung entfalten. Praxisinhaber, die auf derartige Einkommenssteigerungen verzichten möchten, sollten daher ab dieser Stelle das Studium des vorliegenden Buches getrost abbrechen.

Kostensenkungspotentiale der Praxisorganisation

Für junge oder gar neugegründete Arztpraxen ist es jedoch unverzichtbar, den Praxisbetrieb nach modernen, kostensenkenden und die Akzeptanz steigernden Gesichtspunkten zu organisieren. Die Zahl der niedergelassenen Ärzte nimmt zu, und der potentielle „Kundenkreis" pro Arzt wird insbesondere in den Ballungsgebieten geringer. Bei gleichzeitig steigenden Personal-, Material- und Praxisnebenkosten muß der Praxisinhaber zur Sicherung des eigenen Einkommensstandards daher mit seiner Praxis möglichst *kostengünstig* und *konkurrenzfähig* arbeiten.

Durch eine wirksame und effiziente Praxisorganisation läßt sich somit nicht nur der Arbeitsablauf für das gesamte Praxisteam streßfreier und einfacher gestalten. Die Praxis wird durch einfache organisatorische Maßnahmen zugleich attraktiver und patientenfreundlicher. Die Arbeit macht dadurch allen wieder mehr Spaß und der Chef freut sich über niedrige Praxiskosten und einen zufriedenen Patientenstamm.

Attraktive, patientenfreundliche Gestaltung der Praxis durch richtige Praxisorganisation

Grundlagen der Praxisorganisation

Wie jedes System, in dem Menschen arbeiten, um Leistungen zu erstellen, benötigt auch die Arztpraxis eine Ordnung der einzelnen Arbeitsabläufe bzw. Regeln, die die tägliche Arbeit bestimmen.

Zum Teil sind diese *Regelungen* in Form von Gesetzen, Verordnungen und Bestimmungen *vorgegeben*.

Der weitaus größere Teil dieser Regelungen bzw. die Ordnung der Arbeitsabläufe in einer Arztpraxis kann jedoch durch das Praxisteam selbst festgelegt werden.

Von der Art und Weise dieser Organisationsgestaltung hängt die störungsfreie und erfolgreiche Arbeit in einer Praxis wesentlich ab.

Ist die Organisationsgestaltung chaotisch, ineffizient und für die Praxisangehörigen unbefriedigend, so bleiben die Patienten aus, und das Personal sucht sich möglicherweise einen neuen Arbeitgeber. Eine gut organisierte, zugleich mitarbeiter- und patientenfreundlich betriebene Arztpraxis ist demgegenüber erfolgreich und jeder Konkurrenz gewachsen. Sie bietet dem Praxisinhaber eine gesicherte Existenz und den Mitarbeiterinnen Freude an ihrer Arbeit.

Dabei darf es jedoch nicht nur darum gehen, die Verwaltungs- und Abrechnungsorganisation möglichst rationell zu organisieren, sondern vielmehr auch Patientenbetreuung und Mitarbeitermotivation so erfolgreich wie möglich zu gestalten.

Begriff, Ziele und Aufgaben der Praxisorganisation

Der *Begriff* der Praxisorganisation ist somit eigentlich schon geklärt: Unter Praxisorganisation ist zum einen der *Vorgang* der Ordnung des Aufbaus und der Arbeitsabläufe (Organisieren) in einer Arztpraxis zu verstehen.

Gleichzeitig stellt die Praxisorganisation auch das Resultat dieses Vorgangs, die fertige *Organisationsstruktur,* dar (Abb. **1**). Soweit das bisherige, eher traditionelle Verständnis der Praxisorganisation.

Dieser Begriff der Praxisorganisation muß jedoch um Wesentliches erweitert werden: Praxisorganisation umfaßt neben der Ordnung der Arbeitsabläufe und der Organisationsstruktur alle Maßnahmen, die einer erfolgreichen Praxisführung dienen. Dazu zählen, wie bereits erwähnt, auch Praxismarketing und Patientenbetreuung sowie Personalführung und organisatorische Maßnahmen zur Motivation der Mitarbeiter.

Praxisorganisation ist somit die Ordnung aller Arbeitsabläufe und Maßnahmen, die zu einer erfolgreichen Praxisführung führen.

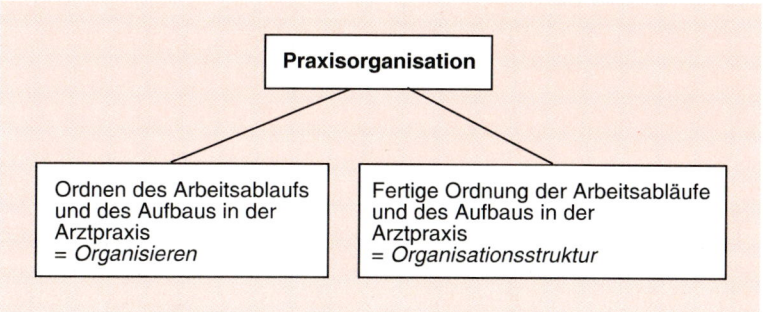

Abb. **1** Begriff der Praxisorganisation

Die *Ziele* der Praxisorganisation sind ebenso vielfältiger Natur. Sie bestehen im wesentlichen aus den Zielen, die sich das Praxisteam mit seiner Arbeit in der Arztpraxis selber setzt.

Ziele der Praxisorganisation

Der Arzt als Praxisinhaber möchte eine gesicherte Existenz, einen großen Patientenstamm oder möglichst zügig den Abbau seiner Schulden für die Praxiseinrichtung erreichen. Die Helferin möchte hingegen einen sicheren Arbeitsplatz, Spaß an der Arbeit und möglichst einen pünktlichen Feierabend haben.

Diese Ziele einzelner Praxisangehöriger können sich durchaus auch widersprechen. Man spricht in diesem Zusammenhang von einer *Zielkonkurrenz*. Diese liegt beispielsweise dann vor, wenn der Praxisinhaber um 18.00 Uhr noch einen Termin für einen Privatpatienten kurzfristig einschiebt, die Helferin aber an diesem Abend aufgrund einer Verabredung pünktlich nach Hause möchte.

Konkurrenz der Ziele einzelner Praxisangehöriger

Die Praxisorganisation muß demnach so beschaffen sein, daß mit ihr die unterschiedlichen Zielsetzungen in der Arztpraxis weitestgehend erreicht werden können.

Man kann somit folgendes festhalten:

Das Gesamtziel der Arztpraxis besteht darin, einen möglichst hohen Beitrag zu einer erfolgreichen Praxisführung zu leisten.

Gesamtziel der Arztpraxis

Der Erfolg einer Arztpraxis hängt so gesehen wiederum von den Zielen ab, die sich die Praxisangehörigen setzen. Der eine Arzt wird seine Praxisführung als erfolgreich ansehen, wenn er sein Ziel, beispielsweise einen bestimmten Jahresgewinn zu erlangen, erreicht hat. Ein anderer Praxisinhaber bestimmt den Praxiserfolg eher anhand der erreichten Privatpatientenzahl.

Die *Aufgaben* der Praxisorganisation orientieren sich an den allgemeinen Aufgaben in einer Arztpraxis. Diese können aufgrund der Aufgaben der Helferinnen in Verwaltungsaufgaben einerseits und Aufgaben im medizinischen bzw. Assistenzbereich andererseits unterteilt werden (Abb. **2**)

Aufgaben der Praxisorganisation

Die Gesamtaufgabe der Praxisorganisation besteht darin, die einzelnen Aufgaben in der Arztpraxis so zu regeln, daß die Praxis erfolgreich und effizient „funktioniert".

Gesamtaufgabe der Praxisorganisation

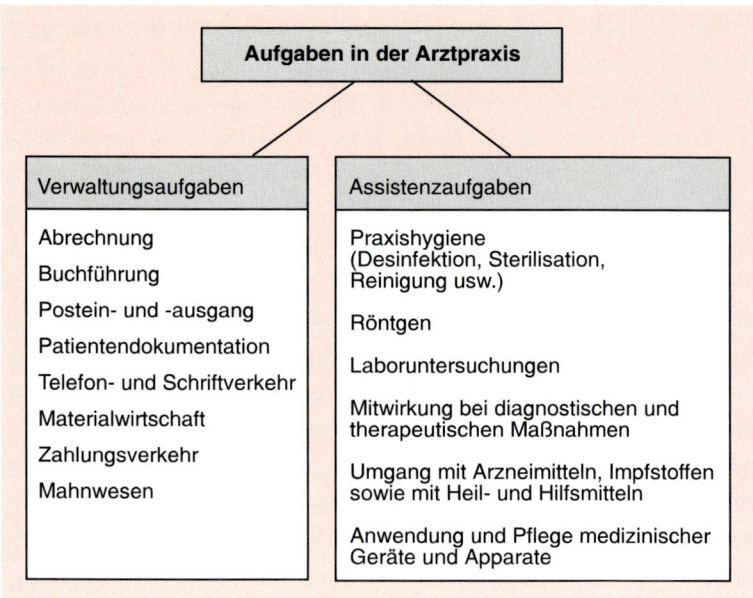

Abb. **2** Aufgaben in der Arztpraxis

Im einzelnen sind dabei die Gestaltung der Arbeitsabläufe, die Zusammenarbeit zwischen den Praxisangehörigen sowie der Einsatz der organisatorischen Hilfsmittel zu regeln.

Organisationsgestaltung

Im folgenden soll nun der Frage nachgegangen werden, wie die Praxisorganisation beschaffen sein muß, um die oben beschriebenen Ziele und Aufgaben zu erreichen bzw. zu bewältigen.

Dabei gilt es einerseits zu klären, wie die Praxis aufgebaut ist, d. h. wie viele Helferinnen beispielsweise vorhanden sind und welche Aufgaben sie wahrnehmen. Diesen Teilbereich der Praxisorganisation nennt man deshalb *Aufbauorganisation*. Andererseits sind die einzelnen Arbeitsabläufe in der Praxis zu regeln und zu organisieren. Dementsprechend ist von der *Ablauforganisation* die Rede.

Teilbereiche der Praxisorganisation

Aufbauorganisation der Arztpraxis

Zweck der Aufbauorganisation

Durch die Aufbauorganisation einer Arztpraxis wird festgelegt,

- welche Aufgaben die/der einzelne Praxisangehörige wahrzunehmen hat
- und in welchem (Vorgesetzten-)Verhältnis die Praxisangehörigen zueinander stehen.

In einer kleinen, überschaubaren Arztpraxis läßt sich die Aufbauorganisation recht einfach beschreiben. Da gibt es den Arzt als Praxisinhaber und Chef, eine Verwaltungshelferin, die an der Rezeption sitzt und neben dem Patientenempfang für alle Verwaltungsaufgaben wie Abrechnung, Schriftverkehr, Terminvergabe usw. zuständig ist, ferner eine weitere ausgelernte Helferin sowie zwei Auszubildende, die zusammen für den medizinischen Assistenzbereich, wie Röntgen, Behandlungsassistenz, Patientenbetreuung, Laboruntersuchungen usw. zuständig sind. Die Auszubildenden werden darüber hinaus auch für einfache Verwaltungsaufgaben eingesetzt.

Abb. **3** verdeutlicht die Aufbauorganisation dieser Arztpraxis.

Daraus geht hervor, daß der Arzt weisungsbefugt gegenüber allen Helferinnen ist, während die Assistenz- und Verwaltungshelferinnen gegenüber den Auszubildenden eine Vorgesetztenfunktion ausüben.

Alle Aufgaben der Arztpraxis lassen sich auf diesen kleinen Personenkreis recht einfach übertragen.

Ist die Arztpraxis jedoch größer, arbeiten dort beispielsweise zusätzlich ein Assistenzarzt, eine Laborantin, mehrere Assistenz- und Verwaltungshelferinnen, darunter auch Arztfachhelferinnen, so müssen der Praxisaufbau und die Aufgabenverteilung gut durchorganisiert sein, damit „der Laden" reibungslos läuft.

Um eine derartig gut strukturierte Organisation zu erreichen zerlegt man zunächst die einzelnen Aufgaben der Arztpraxis in möglichst kleine *Teilaufgaben*. Anschließend werden zueinander passende Teilaufgaben in einem *Aufgabenpaket* zusammengefaßt und einem *Arbeitsplatz* (auch Stelle genannt) zugeordnet (Abb. **4**).

Bei der Zusammenstellung der Aufgabenpakete ist darauf zu achten, daß die/der Praxisangehörige, welche(r) das jeweilige Aufgabenpaket bewältigen soll, auch den damit verbundenen Anforderungen gewachsen ist und nicht zu viele oder zu umfangreiche Aufgaben auf einzelne Praxisangehörige übertragen werden.

Der Vorgang der Zerlegung der Praxisaufgaben in Teilaufgaben und der *Zusammenfassung zu Aufgabenpaketen* soll anhand eines Beispiels kurz erläutert werden. In jeder Arztpraxis gibt es die Aufgabe der *Materialwirtschaft*. Diese Gesamtaufgabe läßt sich in die

Beispiel einer einfachen Aufbauorganisation

Je größer die Praxis, desto notwendiger ist eine effiziente Organisation

Maßnahmen zur Erzeugung einer gut strukturierten Aufbauorganisation

Beispiel für die Aufbauorganisation

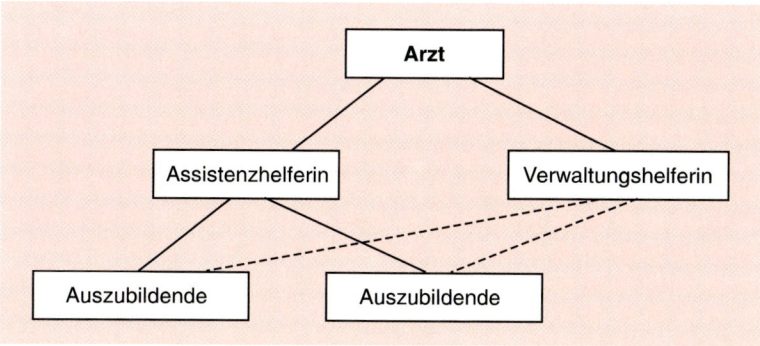

Abb.**3** Aufbauorganisation in der Arztpraxis

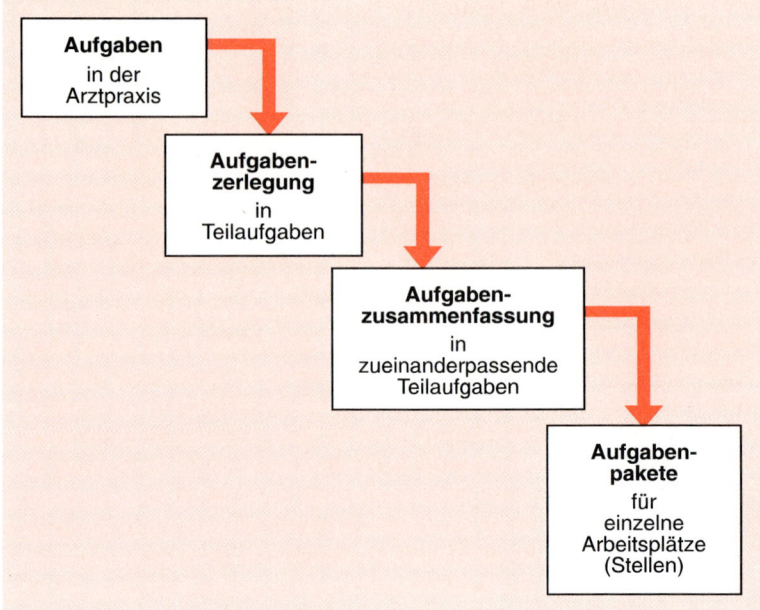

Abb. 4 Aufgabenzuordnung zu einzelnen Arbeitsplätzen

Teilaufgaben Materiallagerung, Materialbeschaffung, Materialpflege usw. unterteilen. Es ist sinnvoll, einzelne Teilaufgaben, wie beispielsweise die Materialpflege, weiter zu zerlegen, um dieses umfangreiche Aufgabengebiet auf mehrere Helferinnen zu verteilen. Eine einzelne Helferin wäre mit der Pflege und Wartung aller in einer größeren Praxis verwendeten Geräte und Instrumente völlig überfordert.

So lassen sich nach der Aufgabenzerlegung Aufgabenpakete für einzelne Arbeitsplätze schnüren, wie etwa die Zuständigkeit einer Assistenzhelferin für die Materiallagerung und -beschaffung, einer Auszubildenden für die Reinigung und Pflege des Behandlungszimmers sowie der darin befindlichen Geräte und Instrumente und einer weiteren Auszubildenden für Reinigung und Pflege des Röntgenraumes.

Sicherlich läßt sich auch die Materiallagerung in weitere Teilaufgaben unterteilen, wie etwa das Führen einer Materialkartei, Überwachung der Lagerzeiten und Ablaufdaten usw.

Sinnvolle Zusammenfassung von Teilaufgaben zu Aufgabenpaketen

Diese Teilaufgaben werden aber sinnvollerweise zum Aufgabenpaket für nur einen Arbeitsplatz zusammengefaßt, damit kein Durcheinander entsteht, wenn mehrere Helferinnen beispielsweise gleichzeitig Materialbestellungen durchführen würden.

Beispiel für ein Aufgabenpaket

In Tab. **1** ist beispielhaft ein mögliches Aufgabenpaket für eine Verwaltungshelferin aufgeführt.

Tabelle **1** Aufgabenpaket für eine Verwaltungshelferin

Aufgaben einer Verwaltungshelferin

- Abrechnung mit Krankenkassen
- Abrechnung mit Privatpatienten
- Buchführung
- Terminplanung und -vergabe
- Patientenempfang an der Rezeption
- Mahnwesen
- Postbearbeitung
- Telefondienst

Diese Aufgabenpakete sollten insbesondere in größeren Arztpraxen in *Arbeitsplatzbeschreibungen* (auch Tätigkeitsdarstellungen oder Stellenbeschreibungen genannt) festgehalten werden. Dadurch werden beispielsweise unnötige Diskussionen darüber, *wer* nun *was* zu erledigen hat, vermieden. Ferner kann bei Neueinstellungen der Bewerberin bereits ein vollständiges Bild über den zukünftigen Arbeitsplatz gegeben werden.

Festhalten der Aufgabenpakete in Arbeitsplatzbeschreibungen

    Die *Arbeitsplatzbeschreibung* sollte folgende Angaben enthalten:

Inhalt von Arbeitsplatzbeschreibungen

- Ausführliche Aufgabenbeschreibung des Arbeitsplatzes
- Vorgesetzten-/Unterstellungsverhältnis
- Regelung, durch wen die Stelleninhaberin bei Abwesenheiten vertreten wird
- Anforderungen an den Arbeitsplatz, wie
  - erforderliche Ausbildung
  - Zusatzqualifikationen
  - spezielle Kenntnisse und Fertigkeiten
  - Berufserfahrung.

Die Aufbauorganisation in einer Arztpraxis regelt darüber hinaus, wie die *Leitung* der Praxis beschaffen ist, d.h. *wer* beispielsweise *wem* gegenüber vorgesetzt und damit weisungsbefugt ist, und wie Entscheidungen getroffen werden.

Regelung von Leitungs- und Weisungsbefugnissen durch die Aufbauorganisation

    Anhand des Schaubildes über unsere kleine Praxis in Abb. **3** ist erkennbar, daß der Arzt gegenüber der Assistenz- und Verwaltungshelferin weisungsbefugt ist, die beiden Helferinnen wiederum gegenüber den Auszubildenden. Wäre lediglich der Arzt gegenüber allen Praxisangehörigen weisungsbefugt, und dürften die Helferinnen den Auszubildenden keine Anweisungen erteilen, so müßte der Arzt jede Anordnung selber treffen. Liegt dieser ungünstige Fall vor, so spricht man von einer *Einlinienorganisation* (Abb. **5**).

Einlinienorganisation

    Erhalten Praxisangehörige von mehreren Vorgesetzten Anweisungen, liegt eine *Mehrlinienorganisation* vor. Dies kann dann zu Problemen führen, wenn die Auszubildende von der einen Helferin gerade zum Reinigen der Arbeitsgeräte im Behandlungszimmer eingeteilt wurde, die Verwaltungshelferin sie aber gleichzeitig an der Rezeption haben möchte und der Arzt sie zum Assistieren ausgesucht hat. Alle diese Aufgaben kann sie natürlich nicht gleichzeitig wahrnehmen.

Mehrlinienorganisation

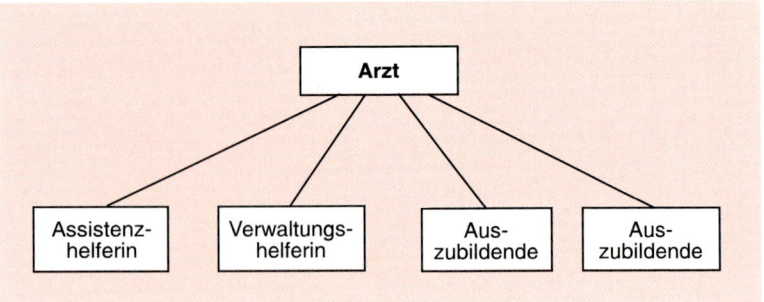

Abb. **5** Einlinienorganisation

Deshalb hat sich im Alltagsbetrieb einer Arztpraxis eine Mischform aus diesen Leitungssystemen bewährt.

Entscheidungsfindung in der Arztpraxis

Ähnlich verhält es sich mit der *Entscheidungsfindung* in einer Arztpraxis. Ein Extremfall liegt einerseits dann vor, wenn der Chef alles selber entscheidet und seinen Helferinnen keinerlei Raum für selbständiges und eigenverantwortliches Arbeiten läßt. Dies ist genausowenig ratsam, wie die Arztpraxis des „Dr. Chaos", in der jede(r) macht, was er will.

Auch hier sollte ein Mittelweg gefunden und den Praxisangehörigen ein hohes Maß an Selbständigkeit und Verantwortung für ihren Arbeitsbereich übertragen werden. Das stärkt zudem deren Selbstwertgefühl und gibt Sicherheit und Vertrauen in die eigene Arbeit.

Mitbestimmungs- und Mitwirkungsrechte der Praxisangehörigen

In größeren Arztpraxen (ab 5 Arbeitnehmern, Auszubildende nicht dazugezählt) ist es darüber hinaus gemäß Betriebsverfassungsgesetz möglich, einen *Betriebsrat* zu bilden. Er besitzt Mitbestimmungsrechte, wie etwa Mitentscheidungs- und Zustimmungsrechte bei persönlichen und sozialen Angelegenheiten, sowie Mitwirkungsrechte, wie etwa Beschwerde-, Informations- und Vorschlagsrechte, bei wirtschaftlichen Fragen der Arztpraxis.

Ablauforganisation

Zweck der Ablauforganisation

Durch die Ablauforganisation einer Arztpraxis wird festgelegt, *wann, wie* und *wo* die einzelnen Aufgaben in der Arztpraxis verrichtet werden.

Sicherlich weiß jede gelernte Arzthelferin, welche Aufgaben sie in welcher Reihenfolge zu erledigen hat. Es lohnt sich aber in jedem Fall, sich die Zeit zu nehmen und über einzelne Arbeitsabläufe in Ruhe nachzudenken, ob nicht das eine oder andere noch verbessert werden könnte.

Maßnahmen zur Schaffung einer effizienten Ablauforganisation

Grundlage hierzu ist wiederum die bereits angesprochene Aufgabenzerlegung aus der Aufbauorganisation. Die dabei gewonnenen Teilaufgaben werden in einzelne *Arbeitsschritte* zerlegt, die dann in eine *zeitlich (wann)* und *räumlich (wo)* richtige Reihenfolge gebracht werden.

Als Hilfsmittel für die Darstellung und Verdeutlichung von Arbeitsabläufen dienen Arbeitsablaufpläne und -diagramme.

Es ist jedoch nicht nötig und würde in jeder Hinsicht zu weit führen, nun für alle möglichen Aufgaben in der Arztpraxis Arbeitsablaufpläne zu entwickeln und danach vorzugehen. Oftmals sind auch Abweichungen von einmal festgelegten Plänen notwendig.

Hilfsmittel in der Praxisorganisation

Wichtigstes Kommunikationsinstrument und damit zugleich Hilfsmittel in der Praxisorganisation ist das *Telefon*. In Fernsprechgeräten mit Speichermöglichkeiten lassen sich wichtige Rufnummern (z.B. Lieferant für Praxisbedarf) abspeichern, so daß die Suche nach der Nummer, falls man sie nicht ohnehin im Kopf hat sowie das Eingeben derselben unterbleiben kann. **Telefon**

Eine *Nebenstellenanlage* ermöglicht die Kommunikation mit weiteren angeschlossenen Sprechstellen. Gleichzeitig kann von jedem angeschlossenen Apparat aus angerufen werden. **Nebenstellenanlage**

Zum alltäglichen Bild einer Arztpraxis gehört ein *Anrufbeantworter* mit Sprechaufzeichnung, in den bei Abwesenheit des Personals die Sprechzeiten, der Notfalldienst bzw. auch die Rückkunft aus dem Praxisurlaub eingegeben werden sollten. **Anrufbeantworter**

Wechsel- und Gegensprechanlagen gehören ebenfalls zur Grundausstattung, damit etwa die Praxisangehörigen nicht lautstark durch alle Praxisräume hindurch herbeigerufen werden müssen. **Gegensprechanlage**

Telefax (Fernkopieren) ist eine Einrichtung, die in einer Arztpraxis nicht unbedingt benötigt wird. Mit einem Faxgerät lassen sich z.B. kurzfristig Unterlagen, Bestellungen usw. zum Fremdlabor oder Praxisbedarfhändler schicken. Voraussetzung für die Benutzung und Installation eines Faxgerätes ist ein Telefonhauptanschluß und die nicht unbedeutende Tatsache, daß der vorgesehene Empfänger des Fax natürlich ebenfalls angeschlossen sein muß. **Telefax**

Bildschirmtext ist als Anschaffung nur sinnvoll, wenn der Arzt die dort angebotenen Informationen, wie z.B. über Arzneimittel, Fachzeitschriften, Fortbildungsangebote usw., auch regelmäßig abruft und die ebenfalls angebotenen Dienstleistungen tatsächlich nutzt. **Bildschirmtext**

Ein hingegen immens wichtiges Hilfsmittel in der Praxisorganisation sind die in der Arztpraxis genutzten *Vordrucke,* wie Abrechnungsformulare usw. Ihre Verwendung ist zum Teil vorgeschrieben, und sie können über die Kassenärztlichen Vereinigungen oder den Fachhandel bezogen werden. **Vordrucke**

Der *Geschäftsbrief* ist neben dem Telefon das zweithäufigst benutzte Kommunikationsinstrument. Wie ein solcher Brief formgerecht erstellt wird, lernt jede Helferin während ihrer Ausbildung, so daß an dieser Stelle darauf nicht näher eingegangen werden muß. **Geschäftsbrief**

Die Anwendung eines *Diktiergerätes* ist bei längeren Diagnosen oder bei der Erstellung von Gutachten hilfreich. Es ist auch dann erforderlich, wenn der Arzt keine Zeit findet, seine Verwaltungshelferin persönlich mit den zu erledigenden Schreibarbeiten zu beauftragen oder aber ein umfangreicher Geschäftsbrief, der von üblicherweise Verwendung findenden Standardformeln für Patienten abweicht, geschrieben werden soll. **Diktiergerät**

Elektronische Schreibmaschine

Ebenfalls zur Anwendung gelangen sollten *elektronische Schreibmaschinen* mit auswechselbaren Schreibköpfen oder Typenrädern sowie Speichermöglichkeiten. Standard- und Schemabriefe können dort gespeichert und jederzeit abgerufen werden. Solche standardisierten Schreiben können beispielsweise als Zahlungserinnerungen, Laboruntersuchungsaufträge usw. eingesetzt werden.

Personalcomputer (PC)

Eine wesentliche Erleichterung für die Tätigkeit der Verwaltungshelferin stellen in diesem Zusammenhang *Personalcomputer* (PC) mit Textverarbeitungssystemen dar. Hier können auf Disketten Brieftexte gespeichert werden, die jederzeit variiert und in ihrer Zusammensetzung durch die Verwendung von Textbausteinen verändert werden können. Auch lassen sich damit Patienteninformationen erstellen und auf angeschlossenen Druckern ausdrucken.

Praxiscomputer

Wird in der Arztpraxis generell mit einem *Computer* gearbeitet, so ist die Textverarbeitung in der Regel fester Bestandteil der installierten Software. Der Praxiscomputer kann ferner für die Quartalsabrechnung, Privatliquidation, Prothetik, Buchhaltung und zur Erstellung von Tagesstatistiken etc. eingesetzt werden. Sein Einfluß auf die Praxisorganisation ist dann immens, wenn z.B. durch Einführung eines Mehrplatzsystems das gesamte Verwaltungssystem geändert wird.

Mit der Einführung eines Praxiscomputers sind jedoch auch umfangreiche Kosten für die Hard- und Softwareausstattung, Schulung, Einarbeitung, Wartung und Service verbunden. Demgegenüber stehen Vorteile wie Arbeitszeiteinsparungen, eine verbesserte ärztliche Dokumentation, Vereinfachung des Schriftverkehrs, verbesserte Kontrollmöglichkeiten der Praxisabläufe und eine nahezu fehlerfreie und vollständige Erfassung der erbrachten Leistungen.

Kopiergerät

Ein *Kopiergerät* ist nur dann rentabel, wenn oft größere Mengen an Schriftstücken kopiert werden müssen.

Posteingangsstempel

Die Verwendung eines *Posteingangsstempels* ist nur in größeren Arztpraxen mit umfangreichem Schriftverkehr sinnvoll.

Organisationsbereiche in der Arztpraxis

Die einzelnen Bereiche der Praxisorganisation sind vielfältig und höchst unterschiedlich. Sie reichen von der Organisation der Materialwirtschaft bis hin zur Anwendung eines erfolgreichen Praxismarketings.

Die einzelnen Bereiche der Praxisorganisation werden im folgenden dargestellt.

Materialwirtschaft

Die Materialwirtschaft in einer Arztpraxis umfaßt als wichtigste, organisatorische Einzelbereiche Materialeinkauf, Materialkartei, Materiallagerung sowie Materialpflege und -verbrauch.

Zunächst werden im folgenden Materialkosten und Logistik in der Arztpraxis betrachtet.

Materialkosten und Logistik

Die *Materialkosten* sind als wichtiger Faktor im Rahmen der gesamten Praxiskosten scheinbar kaum zu senken. Regelmäßige Preiserhöhungen der Hersteller, steigender Materialbedarf bei zunehmendem Patientenvolumen, auch bestimmte Verbrauchsmengen sind Vorgaben, die durch das Praxisteam nicht veränderbar erscheinen. Dennoch gibt es im Rahmen der Materialbewirtschaftung in einer Arztpraxis zahlreiche Bereiche, in denen spürbar Kosten gesenkt werden können.

Materialkosten als bedeutender Kostenfaktor

Die Aufgaben im Rahmen der Materialwirtschaft sollten **einer** Helferin fest zugeordnet werden.

Es ist sinnvoll, aber nicht notwendig, eine Arzthelferin im Behandlungsbereich damit zu beauftragen. Sie kennt die Verbrauchssituation und hat den direkten, ständigen Kontakt zum benötigten Material.

Feste Zuordnung der Aufgaben im Rahmen der Materialwirtschaft

Im Rahmen des Materialeinkaufs hat die beauftragte Helferin zunächst die Aufgabe, den *Logistikgedanken* richtig anzuwenden.

Logistikgedanken richtig anwenden

Das richtige Material muß in der richtigen Art und Menge zum richtigen Zeitpunkt am richtigen Ort bereitstehen.

Es entstehen für die betreffende Helferin und den Arzt peinliche Situationen gegenüber dem Patienten, wenn für eine unmittelbar bevorstehende Behandlung das benötigte Material nicht zur Verfügung steht. Die „Einkaufshelferin" könnte, um derartige Situatio-

Lieferzuverlässigkeit
versus
Kostenminimierung

nen auf jeden Fall zu vermeiden, den „Fehler" begehen, sich in erster Linie an solche Lieferanten zu wenden, die pünktlich und zuverlässig sind, auch wenn sie im Einzelfall teurer sind als vergleichbare Lieferanten. Dieses Verhalten trägt zwar zur Sicherung des Betriebsablaufes in der Arztpraxis bei, ist aber nicht gerade dazu geeignet, Kosten zu senken.

Im folgenden werden daher Möglichkeiten aufgezeigt, den Bereich der Materialwirtschaft kostenminimierend zu organisieren.

Materialeinkauf

**Konsequente
Durchführung von
Preisvergleichen**

Die konsequente Durchführung von *Preisvergleichen* ist ein wichtiges Instrument zur Kostensenkung im Rahmen des Materialeinkaufs. Dazu gehört die Anforderung von Katalogen und Preislisten verschiedener Händler für Ärztebedarf.

Jeder Vertreter eines Händlers versucht mit Mitteln der Verkaufsförderung, wie Werbegeschenken usw., die Arztpraxis an sich zu binden. Eine Helferin oder ein Praxisinhaber sollte sich jedoch in keine Abhängigkeit dieser Art begeben. Auch wenn ein Lieferant von Praxisbedarf die Praxisräume eingerichtet hat, sollte überdacht werden, ob es zwingend notwendig ist, gleichzeitig von diesem das gesamte benötigte Verbrauchsmaterial zu beziehen.

**Berücksichtigung von
Sonderangeboten**

Das benötigte Material sollte konsequent nur da bestellt werden, wo es bei Preis-Mengen-Vergleichen auch am günstigsten zu bekommen ist. Hierbei sind *Sonderangebote* zu berücksichtigen, auch wenn der Materialbedarf noch nicht unmittelbar bevorsteht.

Bei *größeren Abnahmemengen* erzielt man in der Regel einen günstigeren Einkaufspreis. Größere Abnahmemengen sind aber nur dann sinnvoll, wenn das Material auch häufig benötigt wird und richtig gelagert werden kann. Sperrige Hygieneartikel und Reinigungsmittel beanspruchen vergleichsweise viel Lagerraum.

**Vermeidung von
„Hamstervorräten"**

Manche Helferinnen wollen es mitunter besonders gut machen und legen Vorräte an, die auf Monate und Jahre hin ausreichen. Eine zu große Lagerhaltung führt jedoch zu Lagerkosten und bindet unnötig Kapital. Ferner können Angebote nicht ausgenutzt werden, weil das Lager zu voll ist. Auch nutzt der Einkauf großer Mengen und die Wahrnehmung von Mengenrabatten nichts, wenn das Material in diesem Umfang gar nicht benötigt wird.

Die Materialbeschaffung sollte deshalb ständig auf den tatsächlichen Bedarf hin ausgerichtet sein.

Im folgenden Abschnitt „*Materialkartei*" finden Sie Tips und Hinweise, wie Sie mit Hilfe einer Karteiführung eine günstige Bestellmengenermittlung durchführen können.

Mitunter besteht die Möglichkeit, mit den Lieferanten für Ärztebedarf bei Erreichen bestimmter, jährlicher Einkaufsmengen *Sonderkonditionen und Rabatte* auszuhandeln. Diese Rabatte können so hoch sein, daß ein Einkauf bei diesen Depots trotz höherer Preise günstiger sein kann.

**Aushandeln von
Sonderkonditionen und
Rabatten**

So kostet bei dem Lieferanten A ein Kanister Hände-Schnelldesinfektionsmittel 160,00 DM. Für das gleiche Mittel verlangt Lieferant B 170,00 DM. Lieferant B gewährt jedoch einen Rabatt von 10 %, so daß das Desinfektionsmittel nach Abzug des Rabattes in Höhe von 17,00 DM von diesem Lieferanten günstiger bezogen werden kann.

Bei *Lieferunstimmigkeiten und -unpünktlichkeiten* sollte sofort Kontakt mit der Verkaufs- oder Versandabteilung des betreffenden Lieferanten aufgenommen werden. Die Helferin sollte sich nicht davor scheuen, die Verkaufsleitung anzusprechen, wenn sie Probleme mit einem Vertreter hat, weil dieser evtl. die Bestellung nicht richtig übermittelt. Oft genügt ein Hinweis, daß man ja auf andere Lieferanten zurückgreifen könne.

Verhalten bei Lieferunstimmigkeiten und -unpünktlichkeiten

Auf diese Weise erziehen Sie einen günstigen, aber vielleicht unzuverlässigen Lieferanten zu Lieferpünktlichkeit und -korrektheit.

Oftmals gewähren Händler für Ärztebedarf bei Einhaltung bestimmter Zahlungsziele (Zahlungsfristen) *Skontonachlässe.* In der Regel wird bei Zahlung innerhalb von 7–10 Tagen ein Skontonachlaß von 2–3 % gewährt. Stellen Sie fest, daß „Ihr" Lieferant diese üblichen Nachlässe nicht gewährt, sollten Sie ihn gezielt darauf ansprechen und gegebenenfalls mit ihm verhandeln. Bei den oft umfangreichen Bestellmengen und den damit verbundenen Auftragssummen zahlt sich ein solcher Preisnachlaß aus.

Skontonachlässe konsequent ausnutzen

Vor jeder Bestellung sollte die mit dem Materialeinkauf beauftragte Helferin Rücksprache mit dem Praxisinhaber nehmen, ob ein bestimmter Artikel nach wie vor bestellt werden soll. Vielleicht ist der Chef mit der Qualität nicht zufrieden und möchte einen vergleichbaren *Artikel testen.* Auch sollten die übrigen Kolleginnen und Kollegen befragt werden, ob bestimmte Materialien ausgetauscht oder nicht mehr beschafft werden sollen. Durch diese Vorgehensweise lassen sich kostenintensive „Lagerleichen", d. h. Material, das zwar eingekauft, aber nicht mehr verwendet wird, vermeiden.

Unnötige Bestellungen vermeiden

Gerade im Dienstleistungsbereich Medizin ist es notwendig, *Neuerungen wahrzunehmen,* ihren Nutzen abzuwägen und sie gegebenenfalls anzuwenden. Auch in diesem Bereich sind Kostensenkungspotentiale versteckt. Eine Investition hat sich vielleicht schon nach kurzer Zeit amortisiert, und man arbeitet danach kostengünstiger.

Informationen über neueste Entwicklungen im medizinischen Bereich wahrnehmen

Hierzu ist es notwendig, aktuelle Informationen über neueste Entwicklungen im Diagnose-, Therapie- und Verwaltungsbereich zu gewinnen. Der regelmäßige Besuch von Fachmessen, Herstellerveranstaltungen und das Wälzen von Katalogen ist deshalb unumgänglich.

Um medizinische Verbrauchsartikel zu testen, müssen dieselben oft gar nicht gleich eingekauft werden. Die Hersteller geben den Depots und Verkäufern in der Regel *Ärztemuster* an die Hand, die kostenlos angefordert werden können. Erst nach einem erfolgreichen Test sollte entschieden werden, ob mit diesem Material auch in Zukunft gearbeitet werden soll, und wo es am günstigsten zu beziehen ist.

Kostenlose Ärztemuster anfordern

Der Materialeinkauf sollte in folgenden Schritten ablaufen:
1. 14tägig anhand der Materialkartei feststellen, welche Artikel eingekauft werden müssen.
2. Anhand der Materialkartei, Kataloge usw. Preisermittlungen durchführen.
3. Preisvergleiche anstellen.
4. Sonderangebote berücksichtigen.
5. Material mit der richtigen Bestell-Nr. anfordern.

Materialkartei

Das Führen einer *alphabetisch geordneten Materialkartei* erleichtert die Arbeit der Helferin, die die Materialwirtschaft in einer Arztpraxis leitet, ungemein. Die Materialkartei führt zu einer besseren Übersicht über das in der Praxis verwendete Material und besitzt gleichzeitig *Kontrollfunktionen:*

Funktionen der Materialkartei

- Überwachung des Bestellzeitpunktes
- Überwachung der Lagerzeit
- Überwachung des Materialbestandes.

Zum einen ist also aus der Kartei ersichtlich, wann welches Material beim Lieferanten bestellt werden muß, um Engpässe im Praxisbetrieb zu vermeiden (Bestellzeitpunkt). Ferner ist mit der Kartei eine Überwachung lagerzeitbefristeter Materialien möglich (Lagerzeitüberwachung). Schließlich sind der Kartei Informationen darüber zu entnehmen, wieviel von welchem Material noch auf Lager liegt (Bestandsüberwachung).

Die Materialkartei sollte *alle* im Praxisbetrieb gebräuchlichen Materialien in alphabetischer Reihenfolge enthalten.

Die einzelnen Karteikarten müssen folgende *Materialinformationen* wiedergeben:

Notwendige Inhalte der Materialkarteikarten

- Produktname mit genauer Artikelbezeichnung, Bestellnummer und Packungsgröße
- Tag und Menge der Bestellung
- Preis des Produktes
- Tag und Menge der Lieferung
- bei lagerzeitbefristeten Materialien das Verfallsdatum bzw. das Mindesthaltbarkeitsdatum
- Name des Lieferanten
- gegebenenfalls Festlegung einer Mindestreservemenge, die nicht unterschritten werden darf.

In Abb. **6** ist eine *Musterkarteikarte mit den erforderlichen Eintragungen dargestellt.*

Produktname

Der *Name* des jeweiligen Produktes sollte in der Kopfzeile der Materialkarteikarte aufgeführt sein. Auch wenn es gängige Produktnamen sind, die selbst jede Auszubildende nach wenigen Wochen bereits kennt, sollten die genauen Artikelbezeichnungen und nicht nur Abkürzungen an dieser Stelle verwendet werden.

Bestellnummer

Jeder Hersteller bzw. Lieferant hat eigene *Bestellnummern,* nach denen die Bestellung abgewickelt wird. Diese auf jedem Arti-

DESINFEKTFIX,
Einreibepräparat zur Händeschnelldesinfektion / Kanister, 10 000 ml

Bestell-datum	Bestell-menge	Preis in DM	Liefer-datum	Liefer-menge	Bestell-nummer	Liefe-rant	Verfalls-datum	Mindest-reserve-menge
10.1. 94	2	160,–	12.1. 94	2	20001379	Huber-Depot	12/96	3
5.3. 94	2	160,–	7.3.94 9.3.94	1 1	20001379	Huber-Depot	3/97	3

Abb. **6** Materialkarteikarte

kel vorhandene Nummer sollte ebenso wie die *Packungs- oder Bezugsgröße* ebenfalls auf der Karteikarte stehen, damit die Bestellungsvergabe reibungslos funktioniert.

Die Angabe des *Produktpreises* auf der Karteikarte ist notwendig, um bei Preisvergleichen insbesondere mit Angeboten nicht lange nach den bisherigen Einkaufspreisen suchen zu müssen.

Ferner ist die Eintragung von *Bestellzeitpunkt* (Bestelltag) und *Bestellmenge* wichtig, um bei regelmäßiger Kontrolle der Gesamtkartei ausstehende Lieferungen und fehlende Artikel beim Lieferanten rechtzeitig anmahnen oder etwa Lieferunstimmigkeiten hinsichtlich der bestellten Menge problemlos klären zu können.

Ein *regelmäßiger Bestelltermin* ist in diesem Zusammenhang eine wesentliche Arbeitserleichterung. Das Karteiführungssystem ermöglicht es, in einem empfehlenswerten 14-Tage-Rhythmus Gesamtbestellungen aufzugeben. Das erspart Zeit und Mühe, denn es muß nicht etwa täglich herumtelefoniert werden, um kurzfristig benötigtes Material zu erhalten.

Ebenso sollten bei erfolgter Lieferung Tag und Menge (Lieferdatum) erfaßt werden, um bei Teillieferungen gegebenenfalls rechtzeitig anmahnen zu können.

Die Eintragung des *Verfalldatums* bzw. des *Mindesthaltbarkeitsdatums* dient zur Überwachung kritischer Materialien, die unbrauchbar werden können. Bei regelmäßiger Kontrolle der gesamten Kartei muß deshalb auf das jeweilige Verfallsdatum besonders geachtet werden. Da es in einer Arztpraxis in der Regel nicht allzu viele dieser Produkte gibt, ist auch eine Kennzeichnung durch Verwendung verschiedenfarbiger Karteikarten möglich, das

Packungs- oder Bezugsgröße

Produktpreis

Bestellzeitpunkt und Bestellmenge

Regelmäßiger Bestelltermin ist zweckmäßig

Lieferdatum erfassen

Verfall- bzw. Mindesthaltsbarkeitsdatum eintragen

erleichtert den Überblick und ermöglicht eine rechtzeitige Neubestellung oder Aussonderung, falls das Material gebrauchsunfähig sein sollte.

Mitunter ist kein Verfallsdatum, sondern lediglich eine Chargennummer auf der jeweiligen Packung angegeben. Deren Aufschlüsselung kann aber beim Lieferanten erfragt werden.

Lieferantenadresse vermerken

Die Angabe des *Namens des Lieferanten* ist nötig, um die Bestellung zu erleichtern und langes Herumsuchen zu vermeiden.

Mindestreservemenge festlegen und eintragen

Die Festlegung einer *Mindestreservemenge* hat den Zweck, das entsprechende Material bei unvorhergesehenen höheren Verbrauchsmengen oder auch Lieferengpässen durch die Depots in der Praxis vorrätig zu haben. Diese Reservemenge hat sich an den durchschnittlichen Lieferzeiten der Händler und nach dem Verbrauch des jeweiligen Materials zu richten. Grundlage hierfür sind Erfahrungswerte, die durch Beobachtung über einen längeren Zeitraum hin gesammelt werden können.

Beispiel: Der durchschnittliche Tagesbedarf eines bestimmten Materials beträgt an einem „normalen" Behandlungstag ca. 1 Packung. Von der Bestellung bis zur Lieferung durch den Händler vergehen durchschnittlich zwei Tage. In diesem Fall wäre es also ratsam, eine Mindestreservemenge von ca. 4 Packungen anzulegen, um einen erhöhten Tagesbedarf (z. B. 2 Packungen) ausgleichen und die Lieferzeit von zwei Tagen überbrücken zu können.

Mindestreserven sollten auf der jeweiligen letzten Packung beispielsweise durch einen roten Punkt gekennzeichnet werden, damit sie als solche erkannt und erforderliche Nachbestellungen eingeleitet werden können.

> Von außerordentlicher Wichtigkeit ist das Melden, daß die Mindestreservemengen angebrochen sind!

Diejenige Helferin, die eine als Mindestbestand gekennzeichnete Packung aus dem Lager entnimmt, muß dies der für die Materialbestellung verantwortlichen Helferin mitteilen, damit eine Beschaffung des Materials eingeleitet wird.

Unterschiedliche Bereiche innerhalb der Materialkartei einrichten

Es ist zweckmäßig, innerhalb der Materialkartei *zwei zusätzliche Bereiche* einzurichten: einen Bereich für Material, das sich gerade in Bestellung befindet, aber noch nicht geliefert wurde, und einen zweiten Bereich für Material, das zum nächsten Bestelltermin angefordert werden muß. Die jeweiligen Karten werden solange aus der Kartei herausgenommen und in die Bereiche gesteckt, bis die Bestellung abgeschlossen ist und die vollständige Lieferung erfolgte.

Regelmäßige Kontrolle der Materialkartei ist wichtig

Um eine stets aktuelle Übersicht über die Materialsituation zu haben, ist eine *ständige Kontrolle* der Materialkartei wichtig. Zumindest einmal im Monat sollten die farbigen Karteikarten der lagerzeitbefristeten Artikel kontrolliert werden. Der Karteikartenbereich „Offene Bestellungen" sollte alle 3–4 Tage überprüft werden.

Möglichkeiten einer EDV-gestützten Materialkartei

Selbstverständlich ist es denkbar, diese manuell zu führende Materialkartei auch mit Hilfe eines Personalcomputers (PC) oder als festen Bestandteil des Programmangebotes einer EDV-gestützten Praxisführung zu betreiben. Spezielle Software hierzu ist bei den Anbietern von Arztrechnern zur Zeit jedoch nur vereinzelt vorhanden.

Mit einer EDV-gestützten Materialwirtschaft ist auch eine Bestandsnachweisführung möglich, die mit einem handschriftlich geführten Karteisystem zu aufwendig wäre. So müßte beispielsweise eine Entnahme aus dem Lager direkt in die Materialkarteikarte eingetragen werden, um die Übersicht über den aktuellen Bestand zu erhalten. Diese Vorgehensweise wäre natürlich sehr zeitaufwendig.

Bei der Führung der Materialkartei sollte auf folgendes geachtet werden:
1. gewissenhafte und vollständige Eintragungen auf den Karteikarten
2. Erfassung des gesamten Materials in der Kartei
3. regelmäßige Kontrolle des Materialbestandes
4. ständige Aktualisierung der Karteikarten.

Materiallagerung

Bevor der Lieferant die Empfangsbestätigung für die komplette Lieferung erhält und das angelieferte Material eingelagert wird, sollte mit dem Lieferschein die Sendung auf *Vollzähligkeit* und *Vollständigkeit* hin kontrolliert werden. Ist dies aus Zeitgründen nicht möglich, sollte diese Empfangskontrolle jedoch so bald wie möglich durchgeführt werden, um Reklamationsfristen usw. zu wahren. Die Einlagerung der Materialien erfolgt in jedem Fall erst nach durchgeführter Eingangskontrolle.

Kontrolle der Lieferung auf Vollständigkeit und Vollzähligkeit

Für die Materiallagerung sollte ein kleiner Lagerraum oder aber es sollten in einem zentralen Raum aufgestellte und gut zugängliche Regale und Schränke vorhanden sein.

Die *Lagertemperatur* darf nicht weniger als 2 °C und nicht mehr als 22 °C betragen. Das zu lagernde Material ist vor übermäßiger Sonneneinstrahlung und vor zu hoher bzw. zu niedriger Luftfeuchtigkeit zu schützen.

Richtige Lagertemperatur

Bestimmte Materialien haben eine längere Gebrauchsfähigkeit, wenn sie kühl bei Temperaturen zwischen 6 °C und 10 °C gelagert werden.

In Kühlschränken, in denen Praxismaterial gelagert wird, dürfen keine Lebensmittel aufbewahrt werden. Es ist einfach unhygienisch, wenn neben den Käsebrötchen für die Frühstückspause die Injektionsampullen liegen. Getrennte Kühlschränke für das Praxispersonal einerseits und die Materiallagerung andererseits sind also notwendig.

Häufig gebrauchtes *Material* sollte in jedem Behandlungsraum in ausreichender Menge vorhanden sein. Dadurch werden unnötige Laufwege zum zentralen Lagerraum in der Praxis vermieden.

Lagerung von Verbrauchsmaterial

Für diese dezentrale Auslagerung muß in den Behandlungsräumen Platz vorhanden sein, und die dortigen Bestände müssen täglich aufgefüllt werden. Es erscheint nicht gerade sauber und aufgeräumt, wenn die Packungen im Behandlungsraum auf Tischen und Schränken gestapelt aufbewahrt werden.

Jeweils geeignete Lagerart berücksichtigen

Jeder Artikel sollte an einem für ihn *reservierten Platz im Materiallager* liegen. Es ist übersichtlicher und vermeidet unnötiges Suchen, wenn sich das Material immer an einem bestimmten Platz befindet. Dabei sind die unterschiedlichen *Lagerarten* zweckmäßigerweise zu berücksichtigen. So sollte die Bodenlagerung schwerem, sperrigem Material vorbehalten sein (Gipssäcke, Reinigungsmittel usw.), während für die gängigen Verbrauchsartikel die Regallagerung vorgesehen ist.

Einlagerung an Verwendung orientieren

Es ist ferner zweckmäßig, die Materialien nach ihrer *Verwendung* hin *übersichtlich einzulagern*. So kann beispielsweise eine Trennung nach Diagnostik, Therapie, Chirurgie usw. vorgenommen werden.

Bei neuen Lieferungen sollte das Material in den Regalen immer von hinten nach vorn hin aufgefüllt werden, damit älteres Material zuerst verwendet wird.

Wichtige Voraussetzung der richtigen Materiallagerung

Wesentliche Voraussetzungen einer richtigen Materiallagerung sind:
- Materialannahme mit gewissenhafter Materialeingangskontrolle
- richtige Einlagerung
- Berücksichtigung der richtigen Lagerungsbedingungen.

Materialpflege und -verbrauch

Auf sparsamen und sorgfältigen Umgang mit Material und Instrumentarium achten

Als oberstes Gebot der Materialwirtschaft ist für das gesamte Praxisteam der sparsame und sorgfältige Umgang mit Material und Instrumentarium anzusehen!

Durch Berücksichtigung dieses Grundsatzes lassen sich kostenintensive Reparaturen vermeiden und der Materialverbrauch auf das unbedingt notwendige Maß einschränken.

So führt z.B. *genaues Dosieren* zu einer Senkung der Verbrauchskosten. Dazu sollten geeignete Meßbecher in ausreichender Anzahl zur Verfügung stehen.

Für Wartungs- und Pflegearbeiten Verantwortungsbereiche einzelner Helferinnen einteilen

Die meisten in Gebrauch befindlichen medizinischen Geräte benötigen regelmäßige Wartungs- und Pflegearbeiten. Hierzu ist es sinnvoll, Verantwortungsbereiche für einzelne Helferinnen einzuteilen. Jede Helferin hat somit „ihre" Geräte und Instrumente sauber und in Ordnung zu halten. Dadurch behält der Arzt die Übersicht und kann leicht feststellen, welche seiner Mitarbeiterinnen in dieser Hinsicht weniger zuverlässig ist.

Bei Abwesenheit einer Helferin ist eine *Vertreterin* einzuteilen, die deren *Materialpflegearbeiten* übernimmt.

Bestellsystem

Der überwiegende Teil aller Arztpraxen arbeitet mit einem Bestellsystem. Im Gegensatz zum reinen Sprechstundensystem, in dem jeder Patient innerhalb der Praxisöffnungszeiten kommen kann, wann er will, werden die Patienten bei einem Bestellsystem zu vereinbarten Terminen behandelt.

Die *Vorteile* der Anwendung eines Bestellsystems liegen klar auf der Hand: Dadurch, daß das Patientenaufkommen durch die Terminvergabe gesteuert wird, unterliegt die Arztpraxis einer gleichmäßigen Arbeitsauslastung. Bei richtiger und konsequenter Anwendung des Bestellsystems entsteht kein stoßweiser Streß, die Behandlungen können ohne Zeitdruck und mit dadurch verbesserter Arbeitsqualität vorbereitet und durchgeführt werden, der Patient erlebt geringere Wartezeiten und hat gleichzeitig das Gefühl, daß die Praxis auf ihn eingestellt ist.

Vorteile des Bestellsystems

Als *Nachteile* könnte man eine gewisse Abhängigkeit vom Patienten und die Gefahr von Leerzeiten herausstellen. Für den Patienten besteht ebenfalls eine Terminabhängigkeit, da er, bis auf Ausnahmesituationen, etwa bei Notfällen, nur zu dem vereinbarten Termin behandelt wird.

Nachteile des Bestellsystems

Information des Patienten

Ein gut funktionierendes Bestellsystem liegt im Interesse der Patienten. Sie erwarten möglichst kurze Wartezeiten, einen zügigen Behandlungsablauf und eine flexible Terminplanung unter weitestgehender Berücksichtigung ihrer persönlichen Belange. Dies alles miteinander in Einklang zu bringen ist für die Helferin an der Rezeption keine leichte Aufgabe.

Praxisteam und Patienten profitieren gleichermaßen von einem gut funktionierenden Bestellsystem

Es liegt aber auch in ihrem Interesse und im Interesse des gesamten Praxisteams, daß das Bestellsystem gut funktioniert. Die Patienten sind zufrieden, wenn sie zügig behandelt werden, und geregelte Arbeitszeiten mit einem pünktlichen Feierabend für das Praxisteam sind die Regel und nicht die Ausnahme.

Damit ein Bestellsystem gut funktioniert, ist es wichtig, die Patienten darüber richtig zu informieren. Die Rezeptionshelferin sollte die Patienten darauf aufmerksam machen, daß die abgesprochenen und eingetragenen Termine auch eingehalten werden müssen. Nur wenn der Patient seinen *Termin rechtzeitig wahrnimmt*, hat er auch Anspruch auf einen pünktlichen Behandlungsbeginn. Die Patienten sind ferner darauf hinzuweisen, daß sie die *Nichteinhaltung eines Behandlungstermins* ihrerseits *unverzüglich*, spätestens jedoch 24 Stunden vor dem Termin, der Rezeptionshelferin *mitteilen* sollten, damit die Ablaufplanung des betreffenden Tages rechtzeitig geändert und der Termin anderweitig vergeben werden kann.

Ausführliche Information der Patienten notwendig

Bleiben Patienten ohne Ankündigung aus, entstehen ungenutzte Leerlaufzeiten die auch durch Umbestellungen oder kurzfristige Terminvergaben oft nicht überbrückt werden können.

Als Informationsmaterial für die Patienten dient der *Terminzettel,* der neben Datum und Uhrzeit des nächsten Behandlungstermines auch allgemeine Informationen zum Bestellsystem enthalten kann.

Patienteninformation durch Terminzettel oder Merkblatt

Es ist ferner ratsam für die Patienten ein *Merkblatt* zu entwickeln, in dem das Bestellsystem kurz erläutert wird und auf die dringende Notwendigkeit des Mitteilens von Terminabsagen hingewiesen wird (Abb. **7**).

Sehr geehrte Patienten,

Sie möchten doch sicherlich bei uns nicht lange warten müssen und legen Wert auf eine unverzügliche Behandlung.

Helfen Sie uns dabei, indem Sie uns **rechtzeitig** darüber informieren, wenn Ihnen die Einhaltung eines vereinbarten Termines nicht möglich ist.

Ihr Behandlungstermin ist ein für Sie reservierter Zeitraum, der bei Nichterscheinen unsere tägliche Ablaufplanung durcheinanderbringt. Dadurch wird auch anderen Patienten, die schon länger auf einen Termin warten, die Möglichkeit zu einer frühestmöglichen Behandlung genommen.

Bei Verspätungen Ihrerseits müssen Sie daher damit rechnen, daß Ihre Behandlung auch erst zu einem späteren Zeitpunkt durchgeführt werden kann.

Wir werden uns gleichzeitig bemühen, Ihre Wartezeiten bei uns so gering wie möglich zu halten.

Ihr Praxisteam

Abb. **7** Merkblatt für die Patienten zum Bestellsystem

Erheben einer „Ausfallgebühr" ist problematisch

Einige Arztpraxen erheben eine *Ausfallgebühr* bei trotz Terminvereinbarung nicht erscheinenden Patienten. Der Patient ist in diesem Fall darüber zu informieren, daß er pünktlich zu erscheinen oder rechtzeitig abzusagen hat. Ferner muß er damit einverstanden sein, daß er bei Fernbleiben zumindest für einen Teil der laufenden Kosten, die durch Reservierung von Behandlungszeiten und -kapazitäten entstehen, aufkommen muß.

Zur Erhebung der Ausfallgebühr ist ein gesondert abzuschließender Vertrag zwischen Arzt und Patient notwendig. Dieser Vertrag kann sowohl mit Privat- als auch mit Kassenpatienten vereinbart werden, denn die Versicherungsträger ersetzen nicht die entstehenden Kosten, wenn eine für ihn reservierte Behandlungszeit vom Patienten nicht wahrgenommen wird.

Die Erhebung einer Ausfallgebühr ist jedoch nicht unproblematisch. So könnte auch der Patient seinerseits Ansprüche erheben, wenn er, obwohl er zu seinem Termin pünktlich erschienen ist, aufgrund praxisinterner Verzögerungen verhältnismäßig lange warten muß. Auch dürfte das Praxisimage unter der Erhebung dieser Ausfallgebühr leiden.

Voraussichtliche Länge umfangreicher Behandlungsmaßnahmen dem Patienten vorher mitteilen

Bei *längeren Behandlungszeiten,* wie etwa chirurgischen Eingriffen, therapeutischen Maßnahmen usw., ist es erforderlich, die voraussichtliche Länge der Behandlung dem Patienten vorher mitzuteilen, damit sich dieser die Zeit dafür freihalten kann. Dem Patienten sollten zuvorkommenderweise hierüber so genaue Angaben wie möglich gemacht werden.

Terminerinnerung bei größeren Behandlungsvorhaben

Ferner empfiehlt es sich, Patienten, die vor größeren Behandlungsvorhaben stehen, kurz vorher nochmals an ihren Termin zu *erinnern.* Dies kann in schriftlicher Form geschehen oder durch ein kurzes Telefonat. Dadurch kann man sich vergewissern, ob der Patient an den Termin gedacht hat oder man diesen Termin anderweitig vergeben kann.

Erfordert eine Behandlung *mehrere Termine,* ist es für die Rezeptionshelferin unverzichtbar, die Zeiten mit Arzt und Patienten genau abzusprechen und langfristig zu planen. Der Patient wird über den Behandlungsablauf in Kenntnis gesetzt und kann sich zeitmäßig darauf einstellen. Die Praxisorganisation kann hinsichtlich vorbereitender Maßnahmen auf die Behandlung abgestimmt werden.

Mehrere Behandlungstermine mit Arzt und Patienten genau planen

Treten *Verzögerungen* auf, sollten die Patienten unverzüglich über den Grund ihres Wartens informiert werden. Dadurch kann mitunter Verständnis geweckt werden, und die Patienten bekommen das Gefühl, nicht vergessen worden zu sein.

Überbrücken von Verzögerungen durch fraktionierte Wartezeit

Die *fraktionierte Wartezeit* ist ein gutes Mittel, um auftretende Verzögerungen zu verdecken. Der Patient wird dabei von einer Helferin bereits in ein Behandlungszimmer geleitet und auf die Behandlung vorbereitet. Dadurch entsteht bei ihm der Eindruck, daß man sich um ihn kümmert und die Behandlung bereits beginnt oder zumindest unmittelbar bevorsteht.

Bei der Verabschiedung an der Rezeption sollte der Patient im Hinblick auf seinen nächsten Termin nochmals auf pünktliches Erscheinen bzw. rechtzeitige Absage hingewiesen werden. Denn nur wenn die Patienten in dieser Hinsicht mitwirken, ist eine gut funktionierende Bestellpraxis zu verwirklichen.

Terminplanung und -vergabe

Das Bestellsystem funktioniert nur, wenn die wichtigste Bedingung eingehalten wird:

Nicht jeder darf Termine vergeben!

Termine dürfen ausschließlich von der damit beauftragten Rezeptionshelferin vergeben werden!

Wenn der Arzt selber oder gar andere Helferinnen Termine vergeben, ist das Chaos vorprogrammiert. Das Praxisteam schadet sich dadurch nur selbst, denn geregelte Arbeitszeiten sind bei Fehlplanungen nahezu unmöglich.

Obwohl es der Chef in der Regel nicht gerne sieht: *Pufferzeiten* oder sog. *Notfallzonen* müssen bei der Terminplanung berücksichtigt werden! Die Erfahrung zeigt, daß im Laufe eines Behandlungstages nicht immer Patienten absagen und Notfälle dadurch problemlos eingeschoben werden können.

Pufferzeiten und Notfallzonen berücksichtigen

Besonders vor Wochenenden oder einer längeren Reihe von Feiertagen ist der Patientenandrang hoch.

Doch Vorsicht: Notfälle sind nicht immer solche!

Es sollte genau *geprüft werden,* ob sich etwa ein Patient unter Schmerzvorwand vordrängeln möchte. Um dies herauszubekommen, sind einige sog. Suggestivfragen sehr hilfreich. So kann man etwa fragen: „Seit wann haben Sie Schmerzen?" Hat der Patient sie schon einige Tage oder gar Wochen, so kann der Behandlungstermin nicht so dringend sein, daß er nicht vielleicht noch einen weiteren Tag warten könnte. Weicht er auf die Aufforderung „Kommen Sie sofort!" aus und sagt, er habe jetzt keine Zeit, dann ist dem dringenden Schmerzempfinden ebenfalls eher skeptisch zu begegnen.

Aus Rücksicht auf den Terminplan sollte auch wirklich nur die Schmerzursache behandelt werden. Ist diese beseitigt oder wird der Patient zur weiteren Behandlung zu einem Facharztkollegen oder ins Krankenhaus eingewiesen, wird der Patient wie jeder andere eingeplant.

Behandlungszeiten schätzen und festlegen

Die Behandlungszeiten sind zudem von zu vielen Faktoren abhängig, als daß sie minutiös geplant werden könnten. Die mit der Terminplanung und -vergabe beauftragte Rezeptionshelferin muß sich deshalb ohnehin auf einem schmalen Grat bewegen, um auf der einen Seite nicht zu viele Leerlaufzeiten entstehen zu lassen, aber auf der anderen Seite die Termine nicht zu eng zu legen und Wartezeiten zu produzieren.

Aber auch als neue Helferin weiß man nach einigen Tagen, wie schnell/langsam der Chef oder Assistenzarzt arbeitet.

Können die *Behandlungszeiten* nicht richtig *eingeschätzt* werden, hilft nur der Gebrauch einer Stoppuhr und die Beobachtung über einen längeren Zeitraum. Die Zeitwerte für gleiche Behandlungsarten müssen dann aufgeschrieben und der rechnerische Mittelwert als zeitlicher Anhalt für eine bestimmte Behandlung genommen werden. Mit diesen so ermittelten Zeiten kann dann recht gut geplant werden, obwohl natürlich auftretende Komplikationen oder ein mitunter redseliger Chef das Einhalten von Terminen erschweren. Die Rezeptionshelferin sollte sich daher nicht davor scheuen, den oder die Ärzte zum zügigen Arbeiten anzuhalten, damit nicht die gesamte Planung für den jeweiligen Tag kippt.

Bei Leerlauf Patienten kurzfristig einschieben

Mitunter ist von langjährigen Patienten bekannt, daß sie kurzfristig abkömmlich sind und schon länger auf einen Termin warten. Um zeitlichen Leerlauf aufgrund von Absagen anderer Patienten zu vermeiden, genügt oft ein kurzer Anruf (wichtig deshalb: Telefonnummer der Patienten auf der jeweiligen Karteikarte erfassen!), und der Patient ist sicherlich erfreut darüber, kurzfristig einen anderen Termin zu erhalten.

Um diese Möglichkeit des kurzfristigen Umbestellens nutzen zu können, ist es sinnvoll, daß sich die Rezeptionshelferin eine kleine Liste solcher, in der Regel familiär- und berufsunabhängiger Patienten anlegt, um diese *kurzfristig abrufen* zu können.

Lediglich telefonisch vereinbarte Termine sollten durch das Nachsenden des Terminzettels bestätigt werden. Eine mündliche Absprache wird durch den Patienten eher vergessen als eine *schriftliche Abmachung,* die er sich zu Hause vielleicht zur Erinnerung an seine Pinwand heften kann.

Erinnerung bei Langzeitterminen

Bei *Langzeitterminen* sollten die Patienten am Tag vorher kurz angerufen und daran *erinnert* werden, damit die Vorbereitungen für die Behandlung sowie die Reservierung der Behandlungszeit bei eventuellem Nichterscheinen des Patienten nicht vergebens sind.

Es ist zweckmäßig, die Unterlagen (Röntgenbilder, Karteikarten) für Behandlungstermine des folgenden Tages bereits am Vortag zurechtzulegen. Dadurch ist ein streßreiches Suchen am Behandlungstag vermeidbar.

Behandlungstermine vorbereiten

Die mit der Terminplanung und -vergabe beauftragte Rezeptionshelferin sollte in ihrem eigenen und im Interesse ihrer Kolleginnen die Terminvergabe so vornehmen, daß die *Mittagspause* und das Ende der *Praxisöffnungszeiten* eingehalten werden können. Dies funktioniert natürlich nur, wenn der vielleicht „arbeitswütige" Chef mitspielt! Er möchte doch aber sicherlich auch zufriedene, engagierte Mitarbeiterinnen haben und sie mit einem pünktlichen Arbeitsende bei Laune halten!

Terminvergabe unter Berücksichtigung von Pausen- und Arbeitszeiten

An *vorprogrammierten Streßtagen* (vor und nach Urlaubszeiten, Abrechnungsterminen, krankheitsbedingter Personalausfall usw.) sollten die Termine nicht zu eng gelegt werden.

Vorprogrammierte Streßtage in der Terminplanung berücksichtigen

Ein solcher Streßtag ist auch der Montag als erster Arbeitstag nach dem Praxisurlaub. An diesem Tag kommen zu den bestellten Patienten häufig Patienten mit Beschwerden, die an dem vorhergehenden Wochenende aufgetreten sind, sowie Patienten, die auf die Rückkehr ihres Arztes gewartet haben. Deshalb ist es ratsam, den ersten Arbeitstag nach einem Praxisurlaub etwa auf die Mitte oder das Ende einer Woche zu legen, um zumindest die Patienten, die das Wochenende abgewartet haben, vermeiden zu können.

Um Patienten die oft auftretende Behauptung widerlegen zu können, einen falschen Termin genannt bekommen zu haben, ist die Verwendung von *Terminzetteln mit Durchschrift* sinnvoll. Bei der Terminvergabe wird das Original des Terminzettels dem Patienten mitgegeben und die Durchschrift zur Karteikarte geheftet. Dieses Verfahren ist jedoch recht aufwendig und sollte nur angewendet werden, wenn es wirklich notwendig erscheint.

Terminzettel mit Durchschrift verwenden

Als wichtigste Schritte bei der Terminplanung und -vergabe unter Anwendung eines Bestellsystems lassen sich folgende zusammenfassen:

Wichtige Schritte bei der Terminplanung und -vergabe

1. Patienten ausführlich über das Bestellsystem informieren
2. Behandlungsschritte mit Arzt absprechen
3. Dauer der einzelnen Behandlungsschritte zeitmäßig bewerten
4. Voraussichtliche Behandlungsdauer dem Patienten eröffnen
5. dem Patienten freie Termine vorschlagen
6. Termine festhalten: Eintrag in das Terminbuch und Aushändigen des Terminzettels an den Patienten
7. Durchschrift des Terminzettels zur Karteikarte des Patienten heften.

Terminbuchführung

Ein übersichtliches Bestell- oder Terminbuch ist ein wichtiges Hilfsmittel für ein funktionierendes Bestellsystem. Dazu gibt es von den ärztlichen Fachverlagen speziell entwickelte *Terminplaner*. Eine einfache Handhabung und Übersichtlichkeit ist wichtig, damit die Rezeptionshelferin auch in Streßsituationen nicht den Überblick verliert.

Terminplaner mit ausreichendem Platzangebot als Terminbuch verwenden

Eine wichtige Anforderung an ein solches Terminbuch ist ein *ausreichendes Platzangebot* für alle Eintragungen. Zusätzliche Zettel, Querverweise oder gar weitere Bücher und Listen verwirren nur.

Das Terminbuch sollte mindestens für ca. 6 Monate im voraus zu führen sein. Dadurch ist eine mittel- und langfristige Behandlungsplanung möglich, deren Termine für jeden ersichtlich im Terminbuch festgehalten sind.

Eintragungen mit Bleistift vornehmen

Alle *Eintragungen* sollten zunächst nur *mit Bleistift* vorgenommen werden. Änderungen sind die Regel und führen, wenn sie durch Aus- und Durchstreichen durchgeführt werden, zu Unübersichtlichkeit.

Eintragungen sauber und leserlich vornehmen

Sicherlich ist die Rezeptionshelferin bei der Terminvergabe am Telefon oder an der Rezeption mitunter gestreßt. Dennoch sollten die Eintragungen im Terminbuch *sauber* und *leserlich* erfolgen. Dadurch wird die Gefahr von Mißverständnissen, Unklarheiten und Verwechslungen ausgeschlossen, und die Rezeptionshelferin kommt nicht in die peinliche Verlegenheit, unter Umständen ihre eigene Schrift nicht lesen zu können.

Wichtige Inhalte der Eintragungen im Terminbuch

Als Eintragungen sollten zum geplanten Termin der Name, Vorname und die Art der Behandlung – *Abkürzungen verwenden* – erfaßt werden. Kurzbehandlungen können beispielsweise durch „K" gekennzeichnet werden. Umfangreiche Maßnahmen, die besondere Vorbereitungen erforderlich machen, sollten (evtl. zusätzlich) farblich hervorgehoben werden (z.B. rot für chirurgische Behandlungen, blau für therapeutische Maßnahmen, grün für diagnostische Tests, gelb für Wechsel von Verbänden usw.).

Weitere Einzelheiten sind unübersichtlich und nicht nowendig, Details sind ohnehin aus dem Behandlungszettel zu entnehmen.

Alle wichtigen Praxistermine im Terminbuch festhalten

Es ist zweckmäßig, alle *wichtigen Termine* in das Terminbuch *einzutragen*. Hierzu zählen Abrechnungstermine, Praxisurlaub, Geburtstage der Praxisanghörigen etc. Der am Tage mehrmalige Blick in das Terminbuch bietet somit fast eine Garantie, wichtige Termine einhalten zu können.

Behandlungsplanung

Das Erstellen von Behandlungsplänen hat den Vorteil eines möglichst ökonomischen Umganges mit der Behandlungszeit und der Straffung der Behandlung durch gezielte Vorbereitungsmaßnahmen.

Wichtige Voraussetzungen für eine erfolgreiche Behandlungsplanung sind die Klarheit über den Zeitbedarf für die einzelnen Behandlungsmaßnahmen sowie das sorgfältige Führen eines geeigneten Formulares als Behandlungsblatt.

Führen eines Behandlungsblattes

Grundlage der Behandlungsplanung ist das Anlegen eines *Behandlungsblattes*. Hierauf wird der gesamte Ablauf der Behandlung für den jeweiligen Patienten eingetragen.

Das Behandlungsblatt ist *patientenorientiert* anzulegen, d. h., es muß für jeden einzelnen Patienten angelegt werden.

Es dient als Orientierung sowie als Nachweis, *welcher* Behandlungsschritt, *wann* durchgeführt wurde.

Als Behandlungsblatt sollte ein *geeignetes Formular* gewählt werden, worauf alle durchzuführenden Behandlungsschritte und auch unterschiedliche Behandlungskomplexe Platz finden. Dadurch ist gewährleistet, daß die Planung übersichtlich bleibt, und für den Arzt, aber auch für die Verwaltungs-/Assistenzhelferin der Ablauf oder der Fortschritt der Behandlung sofort ersichtlich ist. Dies ist insbesondere für große Praxen mit umfangreichem Patientenstamm wichtig, denn nicht immer hat man alle Patienten im Kopf und weiß sofort, um wen und was es sich handelt.

Geeignetes Formular als Behandlungsblatt wählen

In Abb. **8** ist ein Musterbehandlungsblatt mit den notwendigen Eintragungen dargestellt.

Die Verwendung von *Abkürzungen* schafft auf dem Behandlungsblatt zusätzlichen Raum für andere Eintragungen.

Abkürzungen verwenden

Auf dem Blatt sollten auch die geplanten und mit dem Patienten abgesprochenen *Termine* parallel zum Terminbuch eingetragen werden. Dadurch wird bei Anfragen unnötiges Suchen und Blättern im Terminbuch vermieden, denn die Verwaltungshelferin kann

Behandlungstermine parallel zum Terminbuch eintragen

Patient (Name, Anschrift): Müller, Regine, Brunnenstr. 5, 82137 Freising		
Terminlänge	**Behandlung**	**Termin (Datum, Uhrzeit)**
30 min	Nagelextraktion	24.10.94, 14.00 Uhr
15 min	Verband erneuern	26.10.94, 16.15 Uhr
15 min	Verband erneuern	30.10.94, 10.00 Uhr

Abb. **8** Musterbehandlungsblatt

durch Blick in die jeweilige Karteikarte auf dem dort befindlichen Behandlungsblatt sofort alle Termine ersehen.

Behandlungsblatt in der Karteikarte aufbewahren

Das *Aufbewahren des Blattes in der Karteikarte* hat zudem den Vorteil, daß bei jeder Behandlung sofort ersichtlich ist, wann ein eventuell nötiger nächster Termin geplant ist und wie lange er voraussichtlich dauern wird. Absehbare Änderungen, die sich aufgrund der laufenden Behandlung ergeben, können direkt eingetragen werden.

Eintragungen direkt während der Behandlung vornehmen

Es ist zweckmäßig, wenn die *Eintragungen* in das Blatt im Behandlungszimmer *direkt während der Behandlung* erfolgen. Die bei der Behandlung anwesende Helferin kann dadurch alles festhalten, was für die Verwaltungshelferin für Abrechnung und Terminvergabe wichtig ist. Diese Angaben sollten auch nicht nur mündlich an die Rezeption weitergegeben werden, denn dadurch geht manche Information verloren.

Art und Länge der einzelnen Behandlungsschritte festhalten

Auch sollten *Art und Länge der Behandlung* in das Behandlungsblatt geschrieben werden. Die Verwaltungshelferin findet dadurch zum einen alle Angaben, die sie benötigt, und vorbereitende Maßnahmen für die jeweilige Behandlung können getroffen werden.

Eigenarten und Besonderheiten des Patienten eintragen

Indem kleinere oder auch besonders ausgeprägte *Eigenarten* des jeweiligen Patienten auf dem Behandlungsblatt eingetragen werden, können sich Arzt und Helferinnen auf die jeweilige Person, falls sie nicht ohnehin schon „bekannt" für das eine oder andere ist, bereits vor der Behandlung besser einstellen. Mit einem Blick auf das Behandlungsblatt hat man den Patienten vor Augen und weiß, mit wem man es zu tun hat. Diese Eintragungen sollten jedoch nicht zu ausführlich gehalten sein, sondern am besten verschlüsselt vorgenommen werden, damit sie der Patient nicht verstehen kann, falls er sie zufällig liest. Zu diesen Eigenarten, wie Ängstlichkeit, mangelnde Körperhygiene etc. sollten aber auch Angaben zu besonderen physischen Eigenschaften, wie Diabetes, Hypertonie, Glaukom, Allergien o.ä., vorhanden sein, um bei entsprechenden Behandlungen vorbeugen zu können.

Das Behandlungsblatt muß nach erfolgter Behandlung von der Assistenzhelferin an die Rezeption gebracht werden. Ist es vollständig ausgefüllt, bedarf es kaum Erklärungen und die Assistenzhelferin kann sich umgehend den Nacharbeiten oder bereits dem nächsten Patienten zuwenden. Das die Verwaltungshelferin alle Daten, die sie benötigt, zur Verfügung hat, ist ein reibungsloser Ablauf gewährleistet. Sie trägt lediglich noch den nächsten, mit dem Patienten abgesprochenen Behandlungstermin in das Terminbuch und das Behandlungsblatt ein.

Behandlungsorganisation und Behandlungsplanerstellung

Um einen Behandlungstermin pünktlich und zügig abwickeln zu können, sind einige *Vorbereitungen* zu treffen:

Vorbereitungsmaßnahmen

Bei Besprechungsterminen zwischen Arzt und Patienten müssen Röntgenbilder, Laboruntersuchungsergebnisse, Anschauungsmaterial usw. bereitgehalten werden. Dabei ist der Patient darauf hinzuweisen, daß es eine ärztliche *Gratisberatung* nicht geben kann und bei einer umfassenden Beratung eine ebenfalls gebührenpflichtige Diagnose unumgänglich ist.

Kostenvorausschätzungen für selbstzahlende Patienten sollten ebenfalls frühzeitig angefertigt werden. Die Kostenberechnung sollte hierbei möglichst genau kalkuliert werden. Sie darf nicht zu überhöht sein. Eine zu niedrige Kalkulation sollte ebenfalls auf jeden Fall vermieden werden, damit berechtigte Einnahmen nicht verlorengehen.

Kostenvorausschätzungen für Selbstzahler frühzeitig erstellen

Die *Kostenvorausschätzungen* sind dem Patienten im Rahmen der Kostentransparenz natürlich zu eröffnen.

Das *Terminbuch* sollte täglich auf die am *nächsten Tag* bevorstehenden Termine überprüft werden, damit die Vorbereitungen für Besprechungen, umfangreichere Behandlungsmaßnahmen etc. rechtzeitig getroffen werden können.

Zur Planung umfangreicher Behandlungen wird folgendes schrittweises Vorgehen vorgeschlagen:

Schrittweises Vorgehen bei der Planung umfangreicher Behandlungsmaßnahmen

1. Diagnose und schriftliches Festhalten der Behandlungsvorschläge auf dem Behandlungsblatt.
2. Beratungstermin mit Patienten vereinbaren.
3. Beratung mit Patienten durchführen (unter Verwendung von Bildtafeln, Kostendarstellungen usw.) und gemeinsam die Entscheidung über die weitere Behandlung treffen.
4. Alle Behandlungsmaßnahmen auf dem Behandlungsblatt niederschreiben.
5. Festlegung der einzelnen Behandlungstermine und gegebenenfalls notwendiger Laboruntersuchungen unter Berücksichtigung des jeweiligen Zeitbedarfs und ausreichender Zeitabstände zwischen den einzelnen Terminen.
6. Vorbereitungsmaßnahmen zu den einzelnen Behandlungsterminen festhalten (Instrumente, Einsatz von medizinischen Apparaten, Zahlungsvereinbarung usw.).
7. Bei kritischen Phasen der Behandlung vorsorglich weitere Termine einplanen (evtl. weitere erforderliche Laboruntersuchungen usw.).

Festlegung der Behandlungstermine

Die Planung verschiedener Behandlungsarten sollte unter Berücksichtigung von Tageszeiten, Wochenenden oder Feiertagen stattfinden.

Tageszeiten, Wochenenden und Feiertage berücksichtigen

Dabei sollten *chirurgische Eingriffe* nicht für den Abend oder den Freitag eingeplant werden. Nicht nur der pünktliche Feierabend gerät dadurch aufgrund möglicher unvorhergesehener Komplikationen in Gefahr. Auch hat der Patient keine Möglichkeit, etwa bei Schmerzen nochmals in die Praxis zu kommen und ist auf die Notdienste angewiesen. Ebenso besteht an Wochenenden auch keine Möglichkeit, Nachkontrollen durchzuführen.

Chirurgische Eingriffe nicht für den Abend oder den Freitag einplanen

Es ist vorteilhaft, umfangreiche Behandlungsmaßnahmen, wie chirurgische Eingriffe usw., für den *Vormittag* einzuplanen. Die Konzentrationsfähigkeit des Arztes und der Helferinnen ist am

Aufeinanderfolge gleichartiger Behandlungen vermeiden

Morgen sicherlich besser als am Nachmittag. Außerdem gehen die Nachmittagszeiten für Berufstätige nicht verloren.

Gleichartige Behandlungen sollten nicht in einer größeren Anzahl hintereinander eingeplant werden. Dies verursacht unnötigen Streß und läßt die nötige Abwechslung fehlen.

Abrechnungsorganisation

Wichtige Funktionen einer richtigen, vollständigen und zeitgerechten Abrechnung

Eine richtige, vollständige und zeitgerechte Abrechnung ist für eine Arztpraxis von wesentlicher Bedeutung. Zum einen stellt das Ergebnis der Privat- und Kassenliquidation die Haupteinnahmequelle der Arztpraxis dar, zum anderen dient die Abrechnung gleichzeitig als Kontrolle des Behandlungs- und Patientenaufkommens.

Die quartalsweise Form der Kassenabrechnung ist vorgegeben und bindet die Arztpraxis an Termine und Verfahren. Die Streßsituationen für die Verwaltungshelferin sind also zu den Quartalsenden vorprogrammiert. Durch vorbereitende Maßnahmen und Vermeidung häufig vorkommender Fehler läßt sich die zusätzliche Arbeitsbelastung jedoch verringern.

Seit 1995 sind in allen Bundesländern flächendeckend die neuen Krankenversicherungskarten (KVK) eingeführt. Der Krankenschein als Versichertennachweis hat somit ausgedient. Im folgenden wird daher zunächst auf die Besonderheiten bei der Verwendung der Krankenversicherungskarten und ihre Bedeutung für die Abrechnungsarbeiten in der Arztpraxis eingegangen.

Abrechnung unter Verwendung der neuen Krankenversicherungskarten (KVK)

Ablösung der Krankenscheine durch die KVK

Die bislang von den Krankenkassen ausgegebenen Krankenscheine wurden als Versichertennachweis und Abrechnungsunterlage vollständig von den neuen Krankenversicherungskarten (KVK) abgelöst. Diese Chipkarten ähneln den bekannten Telefonkarten und enthalten folgende maschinell lesbare Daten:

Dateninhalt der KVK

- Krankenkasse
- Krankenkassennummer
- Versicherte Person (Name, Anschrift, Geburtsdatum, Versichertenstatus)
- Versichertennummer
- Gültigkeitsdauer.

Alle gesetzlich Versicherten erhalten von ihrer Krankenkasse eine KVK, auf deren Rückseite die Richtigkeit der auf dem Chip gespeicherten Daten durch ihre Unterschrift bestätigt werden muß. Bei Versicherten unter 15 Jahren leistet der gesetzliche Vertreter die Unterschrift.

Zum Lesen und Ausdrucken der Patientendaten benötigt jede Kassenpraxis ein *Kartenlesegerät* und einen *Drucker*.

Mittlerweile werden von verschiedenen Herstellern Kartenlesegeräte mit und ohne Tastaturen sowie direkt anschließbare Drucker angeboten. Die Anschaffung wird von den KZV unterstützt, so daß je nach Ausstattung nur ein geringer oder bei ausschließlicher Anschaffung eines einfachen Lesegerätes gar kein Aufpreis durch den Vertragsarzt zu leisten ist.

Bei Lesegeräten mit Tastatur können in großen Gemeinschaftspraxen beispielsweise bis zu fünf Arztnummern eingespeichert, Formulare mit und ohne Datum ausgedruckt sowie die Daten auf der Karte angezeigt werden. Die auf den KVK befindlichen Patientendaten lassen sich jedoch mittels Tastatureingaben nicht abändern. Bei Lesegeräten ohne Tastatur läuft der Vorgang des Einlesens selbständig ab, indem die Karte einfach in das Gerät gesteckt wird. Das Gerät prüft die Richtigkeit der eingesteckten KVK ab, überträgt die Patientendaten in den über eine serielle Schnittstelle angeschlossenen Praxiscomputer oder druckt sie über einen direkt angeschlossenen Drucker auf das jeweils benötigte Formular (Rezept, Überweisungsformular, Abrechnungsschein usw.) aus.

Beim *Einstecken der Karte* in das Gerät ist darauf zu achten, daß die goldenen Kontaktierungsflächen nach unten zeigen und ein Widerstand zu spüren ist. Ist die Karte nicht richtig eingelegt oder mit Fehlern behaftet, blinkt eine der beiden Statusanzeigen. Die Karte sollte dann mit einem weichen Tuch gereinigt werden, damit der Chip abgetastet werden kann. Liegt kein Fehler vor, dann werden die Daten der Chipkarte auf dem Display angezeigt bzw. ausgedruckt.

Bei der *maschinellen Abrechnung mit Praxiscomputer* und elektronischer Datenverarbeitung ergeben sich durch Verwendung der KVK folgende Neuerungen: Die Chipkarte muß bei dem ersten Besuch des Versicherten im jeweiligen Quartal lediglich einmal zur Übertragung der Stammdaten mit dem Lesegerät eingelesen werden. Der anschließend von einem an den Praxiscomputer angeschlossenen Drucker ausgedruckte Abrechnungsschein wird vom Versicherten unterschrieben und bleibt als Versichertennachweis in der Patientenkarteikarte. Der Arzt bestätigt auf den wie bisher ausgedruckten Abrechnungsformularen durch seine Unterschrift, daß die gültige Versicherungskarte zu Beginn der Behandlung vorgelegt wurde.

Die Abrechnung läuft somit wie gewohnt ab, lediglich mit dem Unterschied, daß die Patientenstammdaten auf den maschinell erstellten Abrechnungsscheinen zu Beginn der Behandlung von der KVK eingelesen wurden.

Die *manuelle Abrechnung* auf herkömmliche Weise *ohne Praxiscomputer* verläuft folgendermaßen:

Bei dem ersten Besuch des Versicherten im jeweiligen Quartal müssen ebenfalls die Patientenstammdaten mit dem Lesegerät von der KVK eingelesen werden. Anschließend sollten auf dem an das Lesegerät angeschlossenen Drucker einige Abrechnungsformulare auf Vorrat ausgedruckt und durch den Versicherten unterschrieben werden. Die Quartalsabrechnung läuft dann auf diesen Vorratsformularen wie gewohnt ab.

Kartenlesegeräte und Drucker sind notwendig

Fehlerbehebung beim Einlesen der KVK

Neuerungen bei maschineller Abrechnung mit Praxiscomputer

Neuerungen bei manueller Abrechnung ohne Praxiscomputer

Vorbereitung und Durchführung

Rechtzeitiger Beginn der Abrechnung

Die Quartalsabrechnung sollte *frühzeitig* vor dem Einreichungstermin begonnen werden. Um eine Schließung der Praxis zu Abrechnungszwecken zu vermeiden, sollten, je nach Praxisgröße, 1–3 Helferinnen 4–6 Tage vor dem Termin mit den Arbeiten beginnen. Hierbei ist es zweckmäßig, die benötigten Zeiten als Anhaltswerte für zukünftige Abrechnungsarbeiten festzuhalten.

Einnahmeausfälle durch Schließung der Praxis zu Abrechnungszwecken vermeiden

In manchen Arztpraxen scheint es aufgrund des starken Patientenandrangs sicherlich unmöglich die Abrechnung parallel zum laufenden Dienstbetrieb durchzuführen. Bei Schließung der Praxis für 1–2 Tage entstehen jedoch *Einnahmeausfälle,* denen laufende Kosten gegenüberstehen.

Wird die Praxis ohnehin geschlossen, so sollten möglichst viele Helferinnen unter Anleitung der Verwaltungshelferin mitarbeiten, um möglichst zügig die Arbeiten durchzuführen und die Schließungszeiten so kurz wie möglich zu halten.

Auszubildende in die Abrechnung einbeziehen

Gemäß der geltenden Ausbildungsordnung sind *angehende Arzthelferinnen* in die Abrechnungsarbeiten *einzubeziehen.* Sie erfahren dadurch nicht nur die praktische Anwendung ihrer in der Berufsschule vermittelten Kenntnisse, sondern lernen gleichzeitig auch die enorme Bedeutung des Abrechnungswesens für die Arztpraxis kennen.

Mindestvorrat aller Abrechnungsmaterialien bereithalten

Um Streßsituationen bei bevorstehenden Abrechnungsterminen zu vermeiden, sollte, ähnlich, wie bei der Materialbewirtschaftung, ein *Mindestvorrat* aller notwendigen *Formblätter* und sonstigen *Abrechnungsmaterialien* (Einreichungsformblätter, Banderolen, Kugelschreiber, Klebstoff, Arztstempel, bei Abrechnung mit EDV: Krankenscheinaufkleber usw.) angelegt und aufgefüllt werden. Die für die Abrechnung notwendigen Gebührenordnungen, Vertragstexte, Abrechnungsanweisungen, Richtlinien sollten griffbereit am Arbeitsplatz liegen.

Keine rot oder grün schreibenden Kugelschreiber verwenden

Zu beachten ist ferner, daß bei der Abrechnungserstellung rot oder grün schreibende Kugelschreiber in der Regel nicht verwendet werden sollten, da diese Farben der KV für die Bearbeitung der Abrechnungsunterlagen vorbehalten sind.

Alle Behandlungsarbeiten müssen dokumentiert vorliegen

> Behandlungsarbeiten, die nicht ausführlich dokumentiert sind, können bei der Abrechnung als ärztliches Honorar auch nicht geltend gemacht werden!

Daraus ist ersichtlich, wie wichtig das genaue Festhalten der Behandlungsmaßnahmen ist. Nicht oder unvollständig erfaßte Leistungen können sonst nicht abgerechnet werden. Dadurch geht bares Geld verloren.

Laborrechnungen frühzeitig anfordern

Laborrechnungen sind frühzeitig anzufordern. Es hat sich bewährt, wenn diese mit der Rücklieferung der fertigen Laboruntersuchungen gleich mitgeschickt werden. Dadurch wird unnötiges Nachfragen bei den medizinischen Labors vermieden, und die Laborrechnungen liegen rechtzeitig zu den Abrechungsterminen vor.

Nur wenn alle notwendigen Unterlagen vollständig und genehmigt vorliegen, können die Abrechnungsarbeiten zügig abgeschlossen werden.

Besonderheiten bei der Kassenabrechnung

Es ist darauf zu achten, daß bei Behandlungen, die sich über mehr als ein Quartal erstrecken, erst am Ende desjenigen Quartals abgerechnet wird, in dem die *Behandlung abgeschlossen* wurde. Dies gilt beispielsweise für

Quartalsübergreifende Behandlungsmaßnahmen

- Röntgentherapien
- Radionuklidtherapien
- belegärztliche Behandlungen usw.

Aus den Bestimmungen der zuständigen KV bzw. den Abrechnungsanweisungen ergibt sich, ob bei derartigen Behandlungen gegebenenfalls am Quartalsende eine Zwischenabrechnung vorgelegt werden darf. Mutterschaftsvorsorgeuntersuchungen sowie tiefenpsychologische und analytische Psychotherapien werden hingegen trotz fortlaufender Behandlung quartalsweise abgerechnet.

Ein möglicher Abrechnungsfehler ist das Unterlassen der Angabe von *Begründungen* oder *Röntgenbefunden*. Begründungen müssen insbesondere gegeben werden bei

Begründungen und Röntgenbefunde angeben

- Leistungen, die nicht durch die Diagnose begründet sind
- Leistungen, die sich vom Grundsatz her ausschließen, im Einzelfall dennoch zu berechnen sind (z.B. Blutentnahme neben Blutkörperchensenkungsgeschwindigkeit)
- mehr als zwei Besuchen oder Visiten am Tage
- zwei Diätplänen im Behandlungsfall
- mehr als zwei eingehenden Untersuchungen je Behandlungsfall
- Strahlenbehandlung (mehr als sechs Felder), Dermatosen usw.

Die Diagnosen und Verdachtsdiagnosen begründen Leistungen und Verordnungen. Die Leistungen, die nicht in einer Diagnose ihre Begründung finden, sind zu erläutern. Diagnosen müssen häufig im Laufe der Behandlung ergänzt bzw. berichtigt werden.

Bei der Abrechnung sollte überprüft werden, ob die notwendigen Angaben vorhanden sind.

Um keine berechtigten Honoraransprüche zu verschenken, sind insbesondere die auf dem Karteiblatt hoffentlich eingetragenen *nachträglichen Leistungen* zu überprüfen und zu berücksichtigen. Werden diese Leistungen beim Eintragen in das Karteiblatt vergessen, können sie auch nicht durch die Verwaltungshelferin auf Abrechnungsfähigkeit hin überprüft und gegebenenfalls abgerechnet werden.

Nachträglich erbrachte Leistungen berücksichtigen

Nach Überprüfung aller obengenannten Punkte kann die Abrechnung unter Anwendung der geltenden Bestimmungen auf dem Antrag vorgenommen werden. Sie wird anschließend auf der Karteikarte vermerkt.

Einreichungstermine einhalten

Die *Einreichungstermine* sollten unbedingt eingehalten werden, denn Eingaben werden ausschließlich bis zu diesem vorgegebenen Datum berücksichtigt. Alle weiteren Honorarforderungen können erst später oder im Folgequartal geltend gemacht werden. Bei Überschreitung der Termine erheben die KV-Abrechnungsstellen mitunter auch Bearbeitungsgebühren oder stoppen zunächst die Vorauszahlungen bzw. Abschlußzahlungen. In diesem Fall ist daher der Nachweis wichtig, daß die verspätete Abgabe ohne Verschulden des betreffenden Arztes und seiner Praxis verursacht wurde. Kann aus wichtigen Gründen ein Ablieferungstermin nicht eingehalten werden, ist bei der KV rechtzeitig um Terminverlängerung zu bitten.

Einreichungsformulare gewissenhaft und sorgfältig ausfüllen

Die einzureichenden Formblätter sollten gewissenhaft und richtig ausgefüllt werden. Sie müssen sowohl für die KV wie auch später für die Krankenkasse lesbar sein. Fehler sollten daher deutlich durchgestrichen und die richtige Nummer danebengeschrieben werden. Von der KV werden unleserliche Abrechnungsunterlagen zurückgegeben, und der jeweilige Arzt wird aufgefordert, die Unterlagen erneut einzureichen.

Unterschriftsleistungen abschließend kontrollieren

Auch kommt es häufig vor, daß der Arzt in der Hektik des Arbeitstages vergißt, das eine oder andere Formblatt zu unterschreiben. Deshalb sollte die Verwaltungshelferin die einzureichenden Unterlagen abschließend nochmals auf die erfolgte *Unterschriftsleistung* hin kontrollieren. Denn erst mit der jeweiligen Unterschrift versehen erhält das Formblatt seine rechtsverbindliche Gültigkeit. Der einzelne Behandlungsschein braucht allerdings dann nicht unterschrieben zu werden, wenn der Arzt für die Gesamtheit seiner Abrechnung deren sachliche Richtigkeit durch Unterschrift auf dem Fallzahlbogen oder ähnlichem bestätigt.

Notwendige Stempelabdrucke überprüfen

Nicht selten werden eingereichte Unterlagen nur deshalb zurückgeschickt, weil der *KV-Stempelabdruck* fehlt. Dieses Problem ist einfach zu umgehen: Beim Eingang neuer Formulare sollten diese umgehend abgestempelt werden. Eine weitere Kontrolle ist dann bei der Abrechnung nicht mehr nötig.

Bei jeder Abrechnung einer Unfallbehandlung, die nicht über die Berufsgenossenschaft abgerechnet wird, ist der Stempel *„Unfall. Nicht über Berufsgenossenschaft abgerechnet"* aufzudrücken.

Einzureichende Behandlungsscheine richtig sortieren und numerieren

Ebenso kommt es häufig vor, daß die eingereichten *Behandlungsscheine* nicht richtig *sortiert* und *numeriert* werden. Auch dies führt zu Beanstandungen durch die KV bzw. die Krankenkassen.

Die einzureichenden Behandlungsscheine sollten daher zunächst einer Grobsortierung unterzogen werden, bei der für jeden Kostenträger die jeweiligen Behandlungsscheine gesondert gelegt werden. Innerhalb der Behandlungsscheine jedes Kostenträgers sollte dann, soweit möglich, nach folgenden Merkmalen (MFR) geordnet werden:

- Mitglieder
- Familienangehörige
- Rentner (einschl. deren Angehörige)
- Belegarztscheine
- Notarzt- und Vertreterscheine.

Innerhalb dieser Ordnung ist dann noch zweckmäßigerweise nach den unterschiedlichen Arten der erbrachten Leistungen zu sortieren:

- ambulante Leistungen,
- belegärztlich-stationäre Leistungen
- Mutterschaftsvorsorgeleistungen
- Früherkennungsleistungen (Frauen, Männer, Kinder)
- Psychotherapieleistungen.

Zum Abschluß ist jedes Bündel alphabetisch zu ordnen und in alphabetischer Reihenfolge durchzunumerieren.

Jede Banderole bzw. Abrechnungstasche muß folgende Aufschriften erhalten:

- Arztstempel
- Kasse
- Versichertenart
- Anzahl der Behandlungsscheine
- Quartal.

Zu beachten ist schließlich, daß die angegebene Anzahl der Behandlungsscheine mit der Anzahl auf Fallzahlenvordrucken o. ä. übereinstimmen muß.

Besonderheiten bei der Privatabrechnung

Häufig werden bestimmte Leistungen auf den ausdrücklichen Wunsch des Patienten hin erbracht. Bei der Privatabrechnung sind solche Leistungen, die aus medizinischer Sicht oft nicht unbedingt nötig wären, als *auf Verlangen des Patienten erbrachte Leistungen* zu kennzeichnen.

Auf Verlangen des Patienten erbrachte Leistungen als solche kennzeichnen

Wird hinsichtlich der Höhe der Vergütung von den entsprechenden Verordnungen abgewichen, so ist darüber eine *Vereinbarung* zwischen Arzt und Patient zu treffen. Diese Vereinbarung ist

Vereinbarung bei Abweichung von Gebührenordnung

- schriftlich festzuhalten
- muß vor Behandlungsbeginn erfolgen
- darf keine weiteren Erklärungen enthalten
- muß von Arzt und Patient unterschrieben sein.

Soweit durch die Gebührenordnung nicht etwas anderes bestimmt ist, sind mit den Gebühren die Praxiskosten sowie etwaige Leistungen Dritter (Laboruntersuchungen im Fremdlabor) abgegolten. Der Patient muß in jedem Fall darauf aufmerksam gemacht werden, wenn Leistungen durch Dritte erbracht werden, die diese dem Patienten gegenüber direkt berechnen.

Patienteninformation bei direkter Rechnungserstellung Dritter

Sachkosten dürfen nicht gesondert berechnet werden. Als *Auslagen* dürfen hingegen neben den Gebühren Kosten für diejenigen Arzneimittel, Verbandmittel und sonstigen Materialien berechnet werden, die der Patient zur weiteren Verwendung erhält oder die mit einer einmaligen Anwendung verbraucht sind. So sind Einmalartikel berechenbar, aber auch etwa Versand- und Portokosten. Als *Entschädigungen*, beispielsweise für Hausbesuche, sind Wegegeld oder Reiseentschädigungen abrechnungsfähig.

Berechnung von Sachkosten, Auslagen und Entschädigungen

Inhalt der
Privatrechnung

Die Vergütung ist allerdings erst dann fällig, wenn dem Zahlungspflichtigen eine der Gebührenordnung entsprechende Rechnung erstellt wurde, die folgendes enthalten muß:

- Datum der Erbringung der Leistung
- Gebührennummern
- Bezeichnungen der einzelnen berechneten Leistungen
- die einzelnen Beträge
- Steigerungssatz
- bei Entschädigungen: Art, Betrag und Berechnung
- bei Auslagen: Art und Betrag.

Teilrechnungen
vermeiden

Alle Privatabrechnungen sollten erst *nach Beendigung der gesamten Behandlung* geschrieben werden. Dadurch können Teilrechnungen vermieden und zusätzliche Behandlungserfordernisse berücksichtigt werden.

Rechnungsnummer	Name und Anschrift des Patienten	Rechnungsbetrag in DM	Datum der Rechnungserstellung	Zahlungseingangsdatum	Datum der Zahlungserinnerung/ Mahnung	Bemerkungen
47/ 1993	Hinze, Peter Freisinger Str. 12 81127 München	867,48	02.03. 1993	15.03. 1993		
48/ 1993	Gruber, Elfriede Am Mühlgraben 9 85435 Erding	1.234,15	05.03. 1993		01.04. 1993	
49/ 1993	Hansemann, Wilfried Maermeisterring 189 81124 München	389,67	07.03. 1993			Teilzahlung von DM 200,- am 10.03.93

Abb. **9** Rechnungskontrollbuch

Kleinere Rechnungen sind zweckmäßigerweise *quartalsmäßig*, etwa mit der Kassenabrechnung, zu erstellen. Auf diese Weise binden sie während der normalen Tagesarbeit nicht unnötig Zeit.

Bei *sofortiger Bezahlung* durch den Patienten ist die Rechnung umgehend als bezahlt zu quittieren. Dadurch können peinliche Situationen, die durch unberechtigte Zahlungsaufforderungen und Mahnungen entstehen, vermieden werden.

Ein wichtiges Hilfsmittel zur Kontrolle offener Rechnungen ist ein *Rechnungskontrollbuch*. Darin sollte jede Rechnung mit

– einer fortlaufenden Nummer
– dem Namen des jeweiligen Patienten
– dem jeweiligen Rechnungsbetrag
– dem Datum der Rechnungserstellung sowie
– der Zahlungseingang mit Datum

eingetragen werden. Weitere Spalten, in die Zahlungserinnerungen/ Mahnungen sowie Bemerkungen (etwa bei Teilzahlungen) eingetragen werden können, sind ebenfalls zu empfehlen (Abb. **9**).

Kleinere Rechnungen quartalsweise erstellen

Sofortige Bezahlung direkt quittieren

Rechnungskontrollbuch als Hilfsmittel zur Kontrolle offener Rechnungen

Karteiführung

Eine ordentliche und gewissenhafte Führung der Patientenkartei erleichtert der Verwaltungshelferin die Arbeit wesentlich. Werden dabei grobe Fehler gemacht oder erfolgt ein ‚schlampiger' Umgang mit den Patientenakten, so kann das schlimme Folgen haben: Fehlerhafte Eintragungen können zu unrichtigen Honorarforderungen führen; bei fehlenden Eintragungen können berechtigte Ansprüche nicht gestellt werden. Kommt eine Karte gar abhanden, so ist nicht auszuschließen, daß Patienten nicht zuletzt aufgrund der Weitergabe personenbezogener Daten Schadensersatzansprüche geltend machen.

Verantwortungsbewußter und gewissenhafter Umgang mit der Patientenkartei

Karteikarten sind wichtige Dokumente. Der Umgang mit ihnen sollte verantwortungsbewußt und mit Sorgfalt geschehen!

Eintragungen in die Karteikarten

Auf der Karteikarte werden *wichtige Daten* vermerkt. Zumindest folgende Daten sollten darin erfaßt werden:

• Familienname, Vorname, Geburtstag des Hauptversicherten
• Familienname, Vorname, Geburtstag des Familienversicherten
• Anschrift, Telefonnummer, unter der sie erreichbar sind
• Beruf (des Versicherten)
• Arbeitgeber
• zugehörige Krankenkasse und Mitgliedsnummer
• Vermerke (auf Anordnung des Arztes): Diabetes, Glaukom, Hypertonie, Allergie o. ä.

Wichtige Eintragungen in die Karteikarten

Das Aussehen der Karteikarte und die Art der Karteiführung sind nicht verbindlich festgelegt. Die ärztlichen Fachverlage bieten jedoch gut durchdachte Karteikartenvordrucke an.

Die Eintragungen sollten aus Platzgründen und der Übersichtlichkeit wegen *nicht zu ausführlich* erfolgen. Stichprobenartiges Erfassen des Wichtigsten genügt. Folgende *wichtige Sachverhalte* sollten dabei in die Karteikarte eingetragen werden:

Stichprobenartiges Erfassen der wichtigsten Sachverhalte reicht aus

Ist die Rechnung bereits erstellt oder gar schon bezahlt?

Sind die Röntgenbilder abgeschickt usw.?

Durch das Aufführen dieser Sachverhalte gewinnt die Verwaltungshelferin leichter den Überblick und muß nicht erst in weiteren Ordnern oder dem Rechnungskontrollbuch nachschlagen.

Derartige Informationen können auf der Karteikarte auch als *Kürzel* vermerkt werden, so daß nicht unnötig Platz auf der Karte benötigt wird: „Re. bez." bedeutet z. B., daß die Rechnung bereits bezahlt ist.

Abkürzungen verwenden

Sollten derartige Abkürzungen Verwendung finden, müssen sie allen Helferinnen bekannt sein und von ihnen gleichermaßen verwendet werden, damit auch während Vertretungen keine Mißverständnisse auftreten.

Übersichtlichkeit wird ferner dadurch erzeugt, daß die Eintragungen *sauber* und gut *lesbar* vorgenommen werden. Unklarheiten sollten vor der Eintragung besprochen und geklärt werden. So läßt sich ein unnötiges Aus- und Nachbessern vermeiden.

Alle Eintragungen sauber und leserlich vornehmen

Auszubildende sollten in der ersten Zeit die Daten auf einen Zettel notieren und erst nach Kontrolle durch den Arzt oder eine erfahrene Helferin die Eintragungen in die Karteikarte vornehmen. Dadurch werden fehlerhafte Eintragungen, die durch Unsicherheit oder Unwissenheit entstehen können, vermieden.

Der Arzt sollte spätestens gegen Ende eines Arbeitstages, besser jedoch direkt nach der Behandlung die Karteikarten *kontrollieren*. Alle Behandlungsmaßnahmen, die nicht festgehalten oder notiert werden, können bei der Abrechnung auch keine Berücksichtigung finden! Die Qualität und die Kontrolle der Eintragungen entscheidet darüber, ob und wieviele Einnahmen verlorengehen.

Spätestens am Ende des Arbeitstages die Eintragungen kontrollieren

Die Eintragungen in die Kartei sollten *täglich* erfolgen. Dadurch wird vor den Abrechnungsterminen eine Anhäufung der Schreibarbeiten durch nachträgliches Eintragen vermieden.

Aufbewahrung und Aktualisierung

Die meisten der im Handel angebotenen Karteikarten haben *Taschen*. Diese sind als Ablage nützlich, um notwendige Unterlagen schnell auffinden zu können. Dazu zählen Röntgenbilder, Behandlungszettel, Schriftverkehr mit der Krankenkasse usw.

Karteikarten mit Taschen verwenden

Es erleichtert die spätere Abrechnungsarbeit ungemein, wenn die einzelnen Behandlungsgebiete nach Abrechnungsart *farbig* oder mit *Steckreiter* versehen hervorgehoben werden.

Einzelne Behandlungsgebiete farbig oder durch Steckreiter hervorheben

Für Privatpatienten und Kassenpatienten sollten keine getrennten Karteikästen verwendet werden. Dadurch wird unnötiges Suchen in den jeweiligen Karteikästen vermieden.

Keine nach Privat- und Kassenpatienten getrennte Karteikästen verwenden

Als zweckmäßig hat sich ein alphabetisch geordnetes Karteikartensystem erwiesen. Durch die Verwendung *mehrfarbiger* Karteikarten läßt sich die gewünschte Unterscheidung in Privat- und Kassenpatienten erreichen und ist sofort ersichtlich.

Bei jeder Quartalsabrechnung sollten zudem alte Notizen und Zettel, die nicht mehr benötigt werden, aus der Karteikarte herausgenommen werden. Dies verbessert die Übersicht und läßt die Karteikarte nicht zu einer Art „Müllablage" verkommen.

Karteikarten nicht als „Müllablagen" mißbrauchen

Ein chaotischer Zustand wird häufig auch dadurch herbeigeführt, daß Karteikarten herumliegen, irgendwo abgelegt oder hineingeschoben werden und eine oft langwierige Suche erfolgen muß.

Karteikarten nur im Karteikasten aufbewahren

Lediglich die Karteikarte, die benötigt wird, sollte auch aus dem Karteikasten entnommen werden. Anschließend sollte die Karte direkt wieder darin abgelegt werden.

Auch der Arzt sollte sich an diese Regel halten und die Karteikarten nicht in seinem Büro „verschwinden" lassen.

Das regelmäßige *Aussortieren* der Karteikarten von Patienten, die beispielsweise mehrere Jahre nicht mehr in Behandlung waren, gewährleistet einen ständigen Überblick, wie groß der Patientenstamm tatsächlich ist. Dieses Aussortieren kann im Rahmen der Quartalsabrechnung erfolgen. Die herausgenommenen Karteikarten sollten unter Berücksichtigung der Aufbewahrungsfristen in einer Ablage unter Verschluß aufbewahrt werden.

Nicht mehr benötigte Karteikarten regelmäßig aussortieren

Laborterminierung

Anmelden von Arbeiten

Das frühzeitige und genaue Anmelden von Untersuchungen im Fremdlabor vermeidet manches Ärgernis. Bei einer *langfristigen* Planung sind sowohl im praxiseigenen Labor Kapazitäten bzw. auch im Fremdlabor noch Termine frei, und eventuelle kurzfristige Änderungen lassen sich leichter auffangen.

Laboruntersuchungen möglichst langfristig planen

Damit die Laboruntersuchungen rechtzeitig fertiggestellt und die Ergebnisse geliefert werden, sollte dem Labor ein *früherer* Termin, der vor dem eigentlichen Patiententermin liegt, genannt werden.

Labortermine nicht erzwingen

Labortermine sollten jedoch nicht „erzwungen" werden!

Beim Erstellen von Laboruntersuchungen unter erheblichem Zeitdruck könnten Fehler unterlaufen und die Untersuchungsqualität leiden.

Um Verzögerungen, unnötiges Nachfragen und Nachforschen zu vermeiden, ist darauf zu achten, daß *alle nötigen Unterlagen* und Materialien richtig und vollständig an das Labor geschickt werden. Dazu zählen

Alle notwendigen Unterlagen und Materialien richtig und vollständig an das Labor schicken

- genaue Labor-/Untersuchungsaufträge,
- Untersuchungsgegenstand
  (z.B. Blutentnahmen, Stuhlproben usw.).

Laborrechnung direkt mitschicken lassen

Wird mit der fertiggestellten Laborarbeit die Rechnung direkt mitgeliefert, kann überprüft werden, ob die Arbeit korrekt ausgeführt wurde. Anschließend kann auch die Abrechnung gleich durchgeführt werden.

Terminvereinbarung

Schriftliche Terminabsprache

Die Terminabsprache mit dem Labor sollte *schriftlich* durchgeführt werden. Dadurch hat die Verwaltungshelferin bei Verwendung eines Formulars mit Durchschlag einen Terminnachweis in den Händen, auf den sie sich bei Verzögerungen berufen kann. Mißverständnisse, die durch mündliche Absprachen entstehen, werden dadurch vermieden.

Auf den schriftlichen Anmeldungen sollten aufgeführt sein:

- der Abgabetermin an das Labor
- die Art der vom Labor zu erstellenden Untersuchungsleistung
- mitgeschickte Unterlagen sowie
- abgesprochene Fertigstellungs- bzw. Rücklieferungstermine.

Auftragsformular verwenden

Ferner darf natürlich zur Identifizierung der Name des Patienten und die auftraggebende Arztpraxis nicht fehlen (Abb. **10**).

Arztpraxis Dr. med. W. Knoll   Labor Frigenius,
Eisenbahnstraße 134   München
81221 München

Auftragsformular für Laborarbeiten

Patientenname/-nummer: 641

Art der Leistung: GU - Urinuntersuchung auf Gesamt-
                     cholesterin, Glukose, Harnsäure, Kreatinin

Mitgeliefert: Urinprobe

Liefertermin: 10.03.95

Abb. **10** Auftragsformular für Fremdlaboruntersuchungen

Eine sorgfältige Laboranmeldung, die alles enthält, was dem Labor mitgeliefert wurde, beruhigt das Gewissen der Verwaltungshelferin und dient gleichzeitig zu ihrer Entlastung, falls auf dem Weg zum Labor etwas abhanden kommt. Diese Anmeldung sollte vom Arzt abschließend kontrolliert werden.

Für das *Eigenlabor,* falls vorhanden, sollte ein *Terminplan* erstellt werden, damit die auszuführenden Untersuchungen rechtzeitig fertiggestellt sind. Das Arbeitsaufkommen ist dadurch planbar und kann nach dem Zeitbedarf für die einzelnen Arbeiten ausgerichtet werden. Als Planungsinstrument kann hierzu ein Terminbuch verwendet werden, in dem die Arbeit und der Fertigstellungstermin eingetragen werden.

Terminplan für das Eigenlabor

Für das im Eigenlabor arbeitende Personal ist daraus ersichtlich, wann welche Untersuchungsarbeit fertiggestellt sein muß. Sind diese vorgegebenen Termine einmal nicht einzuhalten, so ist unbedingt die Rezeptionshelferin zu verständigen, um mit dem betroffenen Patienten in Rücksprache mit dem Arzt einen neuen Termin vereinbaren zu können.

Um sicherzugehen, sollte bei Eigen- und Fremdlaboruntersuchungen eine *Pufferzeit* von 2 Arbeitstagen einberechnet werden. Dadurch lassen sich kurzfristige Fertigstellungsschwierigkeiten des Labors oder ähnliche Probleme vermeiden, und dem Patienten muß der Termin nicht abgesagt werden.

Pufferzeiten bei Laboruntersuchungen einrechnen

Dies ist jedoch nicht immer möglich. Daher sollte dem Labor ein spätester Termin, der am Tag vor dem Behandlungstermin liegen sollte, als Mindestforderung gestellt werden. Dadurch können auch letzte Unwägbarkeiten, die etwa durch Verspätung des Laborboten zustande kommen, aufgefangen werden, und der Patient muß nicht warten oder gar wieder nach Hause geschickt werden.

Werden die Arbeiten vom und zum Labor auf dem Postweg versandt, sind *Stoßzeiten* wie Weihnachten, Ostern usw. zu berücksichtigen. Die Arbeiten sind zu diesen Terminen frühzeitig zu verschicken bzw. rechtzeitig anzumahnen.

Stoßzeiten bei Versand auf dem Postweg berücksichtigen

Labortermine sollten anhand des Bestellbuches *täglich* überprüft werden. Dadurch kann vermieden werden, daß Untersuchungsergebnisse fehlen, wenn der Patient seinen Termin in der Praxis wahrnimmt. Diese Kontrolle sollte jeden Morgen durchgeführt werden, damit das Labor unverzüglich angemahnt werden kann.

Labortermine täglich überprüfen

Ein Fremdlabor muß sein Arbeitsaufkommen ebenso einplanen, um es bewältigen zu können. Jegliche *Änderungen* sind ihm daher mitzuteilen, damit das Labor seinerseits freigewordene Kapazitäten nutzen kann oder Untersuchungsaufträge beschleunigen muß.

Änderungen von Untersuchungsaufträgen unverzüglich weitergeben

Praxismarketing und Patientenbetreuung

Herkunft und Definition
des Begriffes Praxis-
marketing

Nach dem Zweiten Weltkrieg wurde die betriebswirtschaftliche Fachsprache mit einer Reihe von angelsächsischen Begriffen durchsetzt, darunter auch dem Wort *Marketing*. Ursprünglich verstand man darunter nichts anderes als die *Vermarktung von Gütern und Dienstleistungen*.

Eine neuere Definition lautet:

> Marketing = Organisation eines wirtschaftlichen Unternehmens im Hinblick auf die Verbesserung der Absatzmöglichkeiten.

Marketing wird heute als Ausdruck eines marktorientierten unternehmerischen Denkstils verstanden. Es stellt eine eigene wirtschaftswissenschaftliche Disziplin dar, in der Teile der Betriebswirtschaftslehre, der Volkswirtschaftslehre, Soziologie, Psychologie und der Verhaltenswissenschaft zusammengefaßt werden.

Notwendigkeit des
Marketings für die
Arztpraxis

> Die Arztpraxis ist ein Dienstleistungsunternehmen, das sich, um erfolgreich zu sein, marktorientiert verhalten und seine „Produkte" so gut wie möglich „verkaufen" muß.

Insbesondere alteingesessene Ärzte mit festem Patientenstamm werden eine Notwendigkeit zu solch einem marktorientierten Verhalten sicherlich nicht einsehen und „weiterwursteln" wie bisher, denn die Patienten kommen ja anscheinend auch ohne daß sie durch ein gezieltes *Praxismarketing* „angelockt" werden müßten.

Dem ist entgegenzuhalten, daß die Zahl der niedergelassenen Ärzte ständig steigt, die Konkurrenz damit wächst und sich die Einkommenssituation für den einzelnen Arzt nicht zuletzt aufgrund der jüngsten Gesundheitsreform absehbar nicht gerade verbessern wird. Insbesondere junge Arztpraxen haben es immer schwerer sich zu etablieren und kostendeckend zu arbeiten.

Darüber hinaus ist ein zielgruppenorientiertes Praxismarketing erst recht unverzichtbar, wenn etwa ein lukrativer Privatpatientenstamm aufgebaut und gepflegt werden soll.

Marketingstrategie, Corporate Identity und Marketinginstrumente für die Arztpraxis

Erfolgreiche Präsenta-
tion des „Produktes"
ärztliche Behandlungs-
leistung

Das Produkt, welches in der Arztpraxis an den Mann bzw. die Frau zu bringen ist, besteht aus einer Dienstleistung.

Dieses Produkt, die ärztliche Behandlung und insbesondere deren Resultat, ist weder im vorhinein noch im nachhinein sichtbar (es sei denn, es handelt sich um Gipsverbände). Es äußert sich vielmehr im verbesserten Gesundheitszustand des behandelten Patienten. Also ist zu fragen, was denn anstelle des unsichtbaren *Dienstleistungsproduktes* vorgezeigt und die Aufmerksamkeit des potentiellen „Kunden"-(Patienten-)Kreises auf sich ziehen kann.

Die Beantwortung dieser Frage ist denkbar einfach: Hervorgehoben und erfolgreich präsentiert werden kann alles, womit, wodurch, wie und wo die ärztliche Behandlung durchgeführt wird. Dazu zählen alle Einsatzfaktoren und Rahmenbedingungen der Arztpraxis, wie z.B. Personal, Instrumente, Praxisräume, Atmosphäre, Einrichtung usw.

An diesen Faktoren setzen Marketing und Werbemaßnahmen in der Arztpraxis an.

Die richtige Marketingstrategie für eine Arztpraxis läßt sich anhand bestimmter Fragestellungen schrittweise entwickeln.

Schrittweise Entwicklung der richten Marketingstrategie

1. Schritt

Zunächst muß eine *Standortbestimmung* durchgeführt werden. Damit ist natürlich nicht die Praxisadresse mit Ort und Anschrift gemeint, sondern vielmehr die Beantwortung der Fragen:

„Wie sehen die Patienten und Mitarbeiterinnen die Praxis und wodurch unterscheidet sie sich von anderen Arztpraxen?"

Mit Hilfe von Fragebogen, die an die Patienten und alle Mitarbeiterinnen zu verteilen sind, kann diese Standortbestimmung durchgeführt werden. Mit Fragestellungen, wie *„Was gefällt Ihnen besonders gut an der Praxis?" „Was finden Sie weniger gut?" „Was ist im Vergleich zu anderen Arztpraxen besser bzw. schlechter?"* lassen sich recht schnell positive und negative Eigenschaften der eigenen Praxis ermitteln und verbesserungswürdige Bereiche feststellen.

Standortbestimmung durchführen

2. Schritt

In einem zweiten Schritt ist zu überlegen, welche langfristigen (strategischen) *Ziele* sich die Praxis setzt und welche *Zielgruppen* sie mit dem Einsatz bestimmter Marketinginstrumente erreichen möchte. Hierzu ist somit die Frage zu stellen:

„Wen und welche Ziele will die Arztpraxis erreichen?"

In diesem Zusammenhang müssen ferner die Fragen beantwortet werden, was verbessert und welche Leistungen hauptsächlich erbracht werden sollen.

Praxisziele können, wie bereits erwähnt, unterschiedlicher Natur sein. Sie können z.B. das Erreichen bestimmter Umsatzzahlen, ein hohes Ansehen oder einen möglichst großen Privatpatientenstamm beinhalten.

Zielgruppe ist der Patientenkreis, den die Praxis in erster Linie an sich binden möchte: Privatpatienten, jüngere Patienten, Senioren usw.

Langfristige Praxisziele festlegen

3. Schritt

In einem dritten Schritt muß der richtige Einsatz aufeinander abgestimmter *Marketinginstrumente* geplant werden. Hierzu ist die Frage zu stellen:

„Welche Marketinginstrumente sollen zum Erreichen der Praxisziele eingesetzt werden?"

Richtigen Einsatz aufeinander abgestimmter Marketinginstrumente planen

Die einzusetzenden Instrumente sollen zugleich Interesse und Aufmerksamkeit bei den Patienten erzeugen und in ihnen eine positive Einstellung gegenüber „ihrer" Arztpraxis auslösen.

Der Einsatz ausgewählter Marketinginstrumente wird auch als *operatives Marketing* bezeichnet.

Die einzelnen anzuwendenden Marketinginstrumente werden im folgenden noch ausführlich dargestellt.

4. Schritt

Anwendung und Umsetzung des erarbeiteten Praxismarketings

In einem vierten und letzten Schritt muß das erarbeitete Praxismarketing richtig angewandt und *umgesetzt* werden.

Aufgrund der aus der Standortbestimmung gewonnenen Erkenntnisse und der darauf begründeten Marketingstrategie müssen die ausgewählten Marketinginstrumente zum richtigen Einsatz gelangen.

> Wichtigster und entscheidender Faktor bei der Umsetzung des Praxismarketings ist das Praxisteam!

Die Angehörigen der Arztpraxis müssen den richtigen Umgang mit den Patienten (Interaktion) beherrschen, die Praxis repräsentieren und nach außen vertreten können.

Das Image (oder auch der „Ruf") einer Arztpraxis hängt wesentlich vom Verhalten der Praxisangehörigen und der Selbstdarstellung der Praxis nach außen ab.

Positives Praxisimage

Ein positives *Praxisimage* kann erreicht werden, wenn das Praxiserscheinungsbild und das Verhalten aller Praxisangehörigen stimmen und einheitlich auf die Zielsetzungen der Praxis hin ausgerichtet sind. Man spricht in diesem Zusammenhang auch von der *Corporate identity* eines Unternehmens. Dies bedeutet nichts anderes, als daß sich die Arztpraxis durch eine eigene *Identität* sowie ein unverwechselbares *Erscheinungsbild* von Hunderten anderer Arztpraxen unterscheidet und dadurch Vorteile im Konkurrenzkampf gewinnt. Die eigene *Identität* einer Arztpraxis wird auch als Praxisphilosophie oder Leitgedanke der Praxis bezeichnet. Sie wird dadurch erreicht, daß eine klare Zielsetzung, z. B. eine patientenfreundliche Praxis zu sein, vorliegt und auch von allen Praxisangehörigen „gelebt" wird.

Corporate identity der Arztpraxis

Identifizierung aller Praxisangehörigen mit „ihrer" Praxis

> Das gesamte Praxisteam sollte sich dabei mit „seiner" Praxis identifizieren und die Freude an der Arbeit auch nach außen für die Patienten sichtbar zum Ausdruck bringen.

Harmonie und Menschlichkeit im Arbeitsteam sind dabei ebenso wichtig wie ein gutes Verhältnis zwischen Chef und Mitarbeiterinnen.

Praxiskultur

Dazu gehört auch eine *Praxiskultur,* die sich in der Art und Weise zeigt, wie mit den Patienten umgegangen wird. Der Patient muß als „König Kunde" verstanden werden. Seine optimale

Behandlung von der Begrüßung bis zur Verabschiedung ist eine Grundforderung, um das Ziel der Patientengewinnung und -bindung zu erreichen, denn:

Der beste Werbeträger ist der zufriedene Patient!

Zu einem positiven Praxisbild trägt neben dem einheitlich ausgerichteten Mitarbeiterverhalten auch ein einheitliches, unverwechselbares Erscheinungsbild bei. Dieses einheitliche Erscheinungsbild (auch als *Corporate design* bezeichnet) wird durch die Verwendung von einheitlichen, aufeinander abgestimmten Farben und Formen bei der Praxiseinrichtung, der Arbeitskleidung, der Beschilderung, der Formulare usw. erreicht. Zu einem positiven Gesamtbild tragen aber auch abgestimmte Lichtverhältnisse, passender Blumenschmuck oder liebevolle Details wie Leihschirme, Kleenextücher, Spiegel usw. bei.

Uneinheitliches Design, nicht zueinander passende Farben verwirren und verzerren das Bild der Praxis nach außen.

Das *Instrumentarium des Marketings* in der Arztpraxis läßt sich in drei Bereiche einteilen (Abb. **11**): **Instrumente des Praxismarketings**

• Kommunikationspolitik
• Leistungspolitik
• Entgeltpolitik.

Im Bereich der *Kommunikationspolitik* sollte die persönliche Kommunikation, das Gespräch mit dem Patienten und den Praxisangehörigen als Zielsetzung ausgegeben werden. Wichtig sind hierbei Kenntnisse der Rhetorik (Wortwahl, Tonfall, Aussprache usw.), der Patientenpsychologie und Argumentationstechniken. Mit Hilfe die- **Kommunikationspolitik**

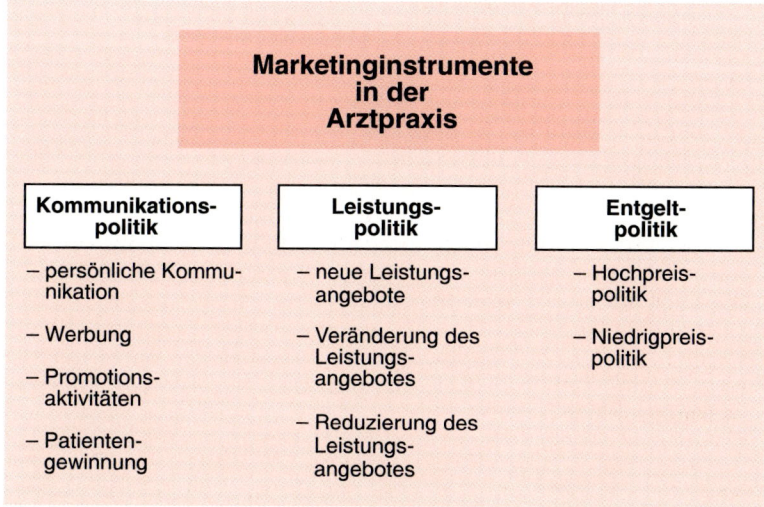

Abb. **11** Instrumente des Praxismarketings

ser Techniken kann die Helferin Patientenbeschwerden jederzeit höflich, liebenswürdig und freundlich begegnen, ohne daß der betroffene Patient das Gefühl hat, zurückgewiesen oder barsch behandelt zu werden.

Zum Bereich der Kommunikationspolitik zählen aber auch *Promotionaktivitäten* wie Ausstellungen in der Praxis, „Tage der offenen Tür" usw. Ein weiterer Bereich ist die *Praxiswerbung*. Zu ihr zählen Maßnahmen wie das Recallsystem, Gemeinschaftswerbung durch die Ärztekammern, die Festlegung von eigenen Werbezielen und der Einsatz von Werbemitteln sowie die Öffentlichkeitsarbeit (Public Relations). Auf die Inhalte derartiger Werbemaßnahmen und auf deren Zulässigkeit wird im folgenden noch ausführlich unter „Werbung und Kommunikation" eingegangen.

Ziel der Kommunikationspolitik muß es sein, *neue* Patienten zu gewinnen.

Leistungspolitik

Im Bereich der *Leistungspolitik* geht es um Art und Umfang der Leistungen, die die Arztpraxis dem Patienten erbringt. Sie umfaßt

- die Einführung neuer Leistungsangebote
- die Veränderung bestehender Leistungsangebote sowie
- die Reduzierung des bisherigen Leistungsangebotes.

Bei der *Einführung neuer Leistungsangebote* ist zu überlegen, ob etwa zusätzliche Leistungen oder Laserbehandlungen angeboten werden sollen.

Die *Veränderung bestehender Leistungen* beinhaltet die Möglichkeiten der *Leistungsvariation* und der *Leistungsdifferenzierung*. Als *Leistungsvariation* kann dem Patienten z. B. die Behandlung in einer neu angeschafften Behandlungseinheit oder die wahlweise Setzung von Oberflächenanästhesien bei Injektionsverabreichung angeboten werden. Im Rahmen der *Leistungsdifferenzierung* werden z. B. neben standardmäßigen herkömmlichen, schulmedizinischen Behandlungsmaßnahmen auch ganzheitliche Verfahren angeboten.

Eine *Reduzierung bisheriger Leistungsangebote* kann z. B. dann erfolgen, wenn die Nachfrage nach bestimmten Leistungen sinkt oder auch die Kosten für die Bereithaltung bzw. Anschaffung von Apparaten und Instrumenten in keinem Verhältnis zu deren Nutzung steht. So könnte z. B. über eine Abschaffung des vorhandenen Eigenlabors nachgedacht werden.

Entgeltpolitik

Im Bereich der *Entgeltpolitik* geht es um die Art und Weise der Vergütung ärztlicher Leistungen. Der Spielraum der Entgeltpolitik ist im wesentlichen durch die Gebührenordnung für Ärzte (GOÄ) eingeschränkt. Eine Praxis, deren Zielgruppe jedoch etwa ein exklusiver, lukrativer Privatpatientenstamm ist (Stichwort: Prominentenarzt!), kann es sich evtl. leisten, eine *Hochpreispolitik* zu betreiben. Weitere Maßnahmen aus dem Bereich der Entgeltpolitik sind z. B. die Stundung von Honorarrechnungen oder das Angebot von Ratenzahlungsweisen.

Werbung und Kommunikation

Der Patient hat bezüglich „seiner" Arztpraxis ein großes *Informationsbedürfnis*. Sucht er sich als „Neupatient" eine Arztpraxis aus, so möchte er beispielsweise folgendes wissen:

Informationsbedürfnisse der Patienten

Anmeldung und Wartezeiten:
- Muß oder kann ich mich anmelden
- Wie lange muß ich auf einen Termin warten
- Wie liegen die Praxisöffnungszeiten

Anmeldung und Wartezeiten

Erreichbarkeit der Praxis:
- Wie erreiche ich die Praxis
- Gibt es dort ausreichend Parkmöglichkeiten
- Erreiche ich die Praxis mit öffentlichen Verkehrsmitteln?

Erreichbarkeit der Praxis

Praxisatmosphäre:
- Wie angenehm/unangenehm ist der Aufenthalt in der Praxis
- Fühle ich mich dort einigermaßen wohl
- Wie lange sind die Wartezeiten in der Praxis
- Wodurch werden sie angenehmer gestaltet?

Praxisatmosphäre

Praxiszustand:
- Ist es eine moderne Praxiseinrichtung
- Wie sehen die Räume und Behandlungseinrichtungen aus
- Ist alles sauber und gepflegt?

Praxiszustand

Besondere Praxismerkmale:
- Welche Untersuchungs-/Behandlungsmethoden werden angewendet
- Worauf ist die Praxis spezialisiert
- Wodurch unterscheidet sie sich von anderen Praxen?

Praxismerkmale

Praxispersonal:
- Werde ich zuvorkommend und freundlich behandelt
- Kann ich den Mitarbeiterinnen Vertrauen schenken
- Wie heißen die Helferinnen
- Vermitteln sie ein Gefühl der Sicherheit und Fachkompetenz?

Praxispersonal

Arzt:
- Wie wirkt „mein" Arzt
- Was ist er für ein Mensch
- Nimmt er sich Zeit für mich
- Ist er freundlich und entgegenkommend
- Wie lange betreibt er schon die Praxis
- Macht er einen offenen und vertrauensvollen Eindruck auf mich?

Arzt

Aufgabe von Werbung und Kommunikation in der Arztpraxis ist es, dieses Informationsbedürfnis zu befriedigen.

Die Werbemöglichkeiten in der Arztpraxis werden jedoch durch *Werbeverbote* wesentlich eingeschränkt.

Einschränkung der Werbemöglichkeiten durch Werbeverbote

Die zentrale Grundlage für die ärztliche Berufsausübung bilden die Bundesärzteordnung sowie die Heilberufsgesetze, Kammergesetze und Berufsordnungen der Länder. Für das Praxismarketing von Bedeutung ist die darin beschriebene Niederlassungsfreiheit und das sogenannte Werbeverbot: Der Arzt hat sich jeder aktiven Werbung zu enthalten. Zu unterlassen ist auch mittelbare Werbung oder Werbung durch Dritte.

Die Bundesärzteordnung stellt allgemeines, verbindliches Bundesrecht dar und wird durch die Regelungen der einzelnen Bundesländer ergänzt. Dies gilt vor allem für die Regelung der Standesvertretung, der Berufsordnung und der Bundesgerichtsbarkeit. Zusätzlich gelten die Gesetze des Heilmittelwerberechts und des allgemeinen Wettbewerbsrechts.

Ausnahmen zu den Werbeverboten

- Die Berufsordnungen sind Satzungen der (Landes-)Ärztekammern. Sie regeln die Pflichten der Ärzte, zeigen aber auch *Ausnahmen zum Werbeverbot* auf:
- Zulässiger Inhalt, Turnus und Anlaß für Anzeigen
- Zulässige und notwendige Beschriftung des Praxisschildes, dessen Größe und Anzahl.
- Zulässige Ankündigung auf Briefbögen, Rezeptvordrucken, Stempeln usw.

Auswirkungen von Werbeverboten bei Nutzung verschiedener Werbemittel

Im folgenden werden die *Auswirkungen* des Werbeverbotes an einigen Werbemitteln erläutert:

Anzeigen dürfen in Tageszeitungen nicht geschaltet werden. Ausnahmen: Praxiseröffnung, -verlegung, längere Abwesenheit des Arztes (in der Regel mehr als zwei Wochen) aufgrund von Urlaub, Fortbildung, Krankheit sowohl und zwar vor als auch nach Eintreten des Sachverhalts. Für die aufgezeigten Ausnahmefälle gibt es meist Vorschriften über die maximale Anzahl der Anzeigenschaltungen (in der Regel maximal drei in einer Zeitung), Gestaltung und Größe der Anzeige.

Telefonbücher

Telefonbücher: Nennung in amtlichen, örtlichen und Branchenfernsprechbüchern darf erfolgen, jedoch nur in Grundschrift; jede Hervorhebung durch Gestaltung oder besonderen Text ist untersagt.

Praxisschild

Praxisschild: Hinweisschild darf an dem Gebäude, in dem die Praxis sich befindet, angebracht werden; vorgeschrieben ist dabei die zulässige Größe, Gestaltung (in der Regel lediglich schwarzweiß) und der Text (Name, Titel evtl. Spezialisierung, Praxisöffnungszeiten). Eine besondere visuelle Unterstreichung durch Farbe, Signet etc. ist nicht zulässig.

Briefbögen, Formulare

Briefbögen, Formulare: Schriftverkehr ist nur auf Briefbögen zulässig, die keinerlei werblichen Charakter und somit hinsichtlich der Gestaltung keinerlei Auffälligkeit aufweisen. Die Verwendung visueller Elemente, gestalteter Schriftzüge, Signets, Farben ist untersagt. Als Information dürfen lediglich gedruckt werden: Titel, Name, Berufsbezeichnung, Bankverbindung, Kassenzulassung, Sprechzeiten.

Veröffentlichungen

Veröffentlichungen: Überregional in Fachzeitschriften (Titel- und Namensnennung möglich). Regional (lediglich Nennung des Namens ohne Berufsbezeichnung, Bildveröffentlichungen, Adressenangaben zulässig).

Sonstiges: Bei verschiedenen Ärztekammern sind untersagt worden:

- Durchführung von Ausstellungen
- „Tage der offenen Tür"
- schriftliche Weihnachts-/Neujahrsgrüße
- Glückwunschkarten
- Auslegen von Informationsmaterial, welches bestimmte Behandlungsmethoden anpreist, in Wartezimmern.

Den größten *Werbefreiheitsgrad* besitzen die Aktivitäten innerhalb der Praxis. Da hier nur eigene Patienten angesprochen werden, handelt es sich nicht um „Öffentlichkeit", und es findet deshalb nicht das Werbeverbot in voller Strenge Anwendung. Viele schriftliche, bildliche, akustische oder audiovisuelle Werbeinstrumente können hier eingesetzt werden, die im externen Bereich niemals erlaubt wären. Dazu zählen Fotografien, die das Praxisteam zeigen, Leistungskataloge, Leistungsaufklärungen usw. Es muß dabei allerdings sichergestellt sein, daß diese Materialien nicht durch die Patienten mitgenommen und etwa weitergereicht werden können.

Die möglichst *angenehme Gestaltung der (möglichst kurzen) Aufenthaltszeit* im Wartezimmer bietet ebenfalls die Möglichkeit zur Praxiswerbung: wechselnde Bilderausstellungen, gemietete Gemälde, Kunstobjekte, aushängende Fahrpläne, Fotografiensammlungen oder ein „Idee- und Meinungskästchen" für Anregungen bzw. Kritik durch Patienten können werbewirksam eingesetzt werden. Dabei ist jedoch darauf zu achten, daß die ausgewählten künstlerischen Darstellungen auch den überwiegenden Kunstgeschmack der Patienten treffen und nicht etwa Unverständnis hervorrufen oder gar eine Abneigung gegen die Praxis erzeugen.

Im *unmittelbaren Praxisumfeld* können folgende Aktivitäten zur Anwendung gelangen:

- Reservierte Parkplätze für Patienten
- Gut sichtbares (auch in der Dunkelheit!) Praxisschild
- Gut beleuchtetes, angestrahltes Praxisgebäude
- Praxiskinderspielplatz, -garten, -fahrradständer
- Abstellplatz für Kinderwagen
- Hundewarteplatz
- Aufzug/Treppenhaus ausreichend ausgeschildert
- Bildergalerie
- Blumen- und Pflanzenschmuck
- Praxiseinheitliche Schilder an Türklingel, Briefkasten, Gebäude
- Hausrelief, Wandbemalung, Skulpturen, Brunnen, die sich im Stil und/oder als Miniatur in der Praxis als Gestaltungslinie fortsetzen und dadurch zum inoffiziellen „Praxiswahrzeichen" oder zum Markenzeichen der Praxis werden.

Weitere Anwendungsbeispiele für derartige Markenzeichen (Corporate design): Praxisinnendekoration, Mitarbeiterinnenkleidung, Schilder für Ordnerrücken, Aufkleber auf sonstigen Geräten und Instrumenten, die nicht die Praxis verlassen.

Im *weiteren Umfeld* der Arztpraxis können handschriftliche oder gedruckte Praxisinformationsmittel eingesetzt werden:

- Terminvormerker
- Patienteninformationen
- Praxisinformationspakete für Neupatienten
- Praxiszeitung.

Inhalte derartiger Informationsmittel können sein:

- Praxisanschrift, Anfahrt mit Skizze
- Sprechzeiten
- Angaben zur Erreichbarkeit (öffentl. Verkehrsmittel, Telefon, Parkplätze)
- Grundriß der Praxisräume
- Wo ist was? Wegweiser mit Symbolen
- Namen und Zuständigkeiten der Mitarbeiterinnen
- Tips für Vorbereitungen auf den Arztbesuch
- Tips für Notfälle
- Erläuterungen der Praxisgrundsätze und des Praxisstils
- Telefonaufkleber
- Visitenkarten
- Patientenmappen mit Platz für Krankenschein, Ablage- und Aufbewahrungsmöglichkeit für alle Praxisinformationen.

Diese Instrumente vermitteln in der Hand der Patienten Praxisbotschaften und unterstützen die „Mund-zu-Mund-Propaganda". Hierbei sind allerdings die Regeln des Werbeverbotes zu beachten.

Werbemittel zur Patientenbindung und -gewinnung

Als *Mittel der Werbung,* um Patienten neu zu gewinnen oder vorhandene Patienten weiterhin an sich zu binden, können folgende Maßnahmen angesehen werden:

- Eintragungen in die Adreßbuchverzeichnisse von
  – Telekom (Gelbe Seiten)
  – KV
  – Krankenkassen
  – Gesundheitsamt usw.
- Im Rahmen von Öffentlichkeitsarbeit (Public Relations)
  – Aufsätze für Zeitungen/Zeitschriften
  – Fachvorträge
  – Schirmherrschaft/Engagement für gemeinnützige Veranstaltungen
  – politisches Engagement
  – Spenden/Stiftungen
  – Leserbriefe
  – Mitgliedschaft in Vereinen
  – Vorstellung bei lokalen Persönlichkeiten
- Direkte Werbung durch die obengenannten Maßnahmen, wie
  – Geschäftspapier und Praxisstempel
  – erlaubte Anzeigen in Tagespresse
  – Praxisschild u. a. m.

Nach wie vor die *beste Werbung* ist jedoch der *richtige Umgang* und die *richtige Kommunikation* mit dem Patienten.

Richtiger Umgang mit Patienten

Der erste Eindruck des Patienten entsteht bereits beim Telefonat, bei seiner Anmeldung an der Rezeption und bei dem Vortragen seines Anliegens und seiner Beschwerden. Die Begrüßung und der Empfang des Patienten müssen deshalb persönlichen Charakter haben und Vertrauen schaffen. Dazu zählen die vertrauliche und direkte Abwicklung von Formalitäten, möglichst ohne Zuhörer. Unsicherheiten des Patienten sollten dabei abgebaut werden.

Seine aufmerksame Betreuung in den Wartezonen ist ebenso wichtig, wie die zuvorkommende und aufklärende Betreuung während der Behandlung. Er sollte niemals das Gefühl haben, nicht ernst genommen zu werden oder gar „vergessen" worden zu sein. Das Geleiten zum Sprechzimmer bzw. zum Behandlungsraum ist nicht nur Ausdruck einer zuvorkommenden Höflichkeit, sondern vermittelt gerade älteren Patienten Sicherheit und dient als Orientierungshilfe.

Eine (oft nicht vermeidbare) Bevorzugung wichtiger Patienten sollte möglichst unauffällig und von anderen Patienten nicht bemerkbar erfolgen.

Die freundliche und nette Verabschiedung des Patienten runden das positive Gesamtbild ab.

Ein weiterer wichtiger Bestandteil der richtigen Kommunikation ist die *Aufklärung des Patienten* über beabsichtigte Behandlungsmaßnahmen. Hierzu ist er zunächst einmal anhand des Befundes von der *Notwendigkeit* der Behandlung zu überzeugen. *Ablauf* und *Dauer* der geplanten Behandlungsmaßnahme sind ihm darzulegen, wobei ihm auch *Behandlungsalternativen* aufgezeigt werden sollten. Dadurch wird dem Patienten Gelegenheit gegeben, die Art und den Ablauf der Behandlung aktiv mitzubestimmen, und er hat nicht das Gefühl, seinem Arzt ausgeliefert zu sein. Auf mögliche Behandlungsrisiken ist er dabei ebenso hinzuweisen, wie auf die *Kosten* der Behandlung, die er gegebenenfalls als Eigenanteil zu tragen hat.

Richtige Kommuni-kation mit Patienten

Zusätzlich zu dem Gespräch sollte dem Patienten ein *Merkblatt* ausgehändigt werden, aus dem er über die Gesprächsinhalte hinaus zusätzliche detaillierte Informationen zur jeweiligen Behandlung entnehmen kann.

Die Durchführung der Patientenaufklärung sowie das Einverständnis des Patienten sollten auf einem dafür vorgesehenen *Formblatt* (Abb. **12**) festgehalten werden.

Patienteninformation und -aufklärung

Atmosphäre und Gestaltung der Praxisräume

Vielen Patienten rutscht schon beim Schritt über die Eingangsschwelle zur Praxis das Herz in die Hose: Der typische Geruch, schmale Flure mit steril wirkenden, kahlen Wänden, erhellt durch fahles Licht, helfen nicht gerade, Ängste abzubauen.

Die Praxis sollte deshalb hell und freundlich gestaltet sein und einen angenehmen optischen Eindruck vermitteln.

Typische Praxis-eindrücke vermeiden
Farben verwenden

Zu einer freundlichen Praxis gehören Farben!

Steriles Weiß als vorherrschende Farbe wirkt kalt und abstoßend. Farblich abgestimmte Türen, Türrahmen, Teppiche, Praxismöbel und Bilder können einen harmonischen, angenehmen Eindruck vermitteln und beruhigend wirken. Ein „knallbuntes" Ambiente sollte jedoch ebenfalls vermieden werden. Es trifft nicht gerade jedermanns Geschmack, wenn beispielsweise die Türen zu den Behandlungszimmern blutrot gestrichen sind.

....

Name, Vorname des Patienten

Ich wurde von meinem Arzt

.... über die

Name des Arztes

Notwendigkeit und den Ablauf der

....

Behandlungsart

informiert. Dabei wurde ich über mögliche Risiken, über die Kosten, die voraussichtliche Dauer sowie über Alternativen zur Behandlung aufgeklärt. Mit der vorgeschlagenen Behandlung erkläre ich mich einverstanden.

....

Ort, Datum   Unterschrift

Abb. **12** Formblatt zur Patientenaufklärung

Auf intensiv riechende Desinfektionsmittel verzichten

Der Einsatz von verschiedenen Desinfektionsmitteln, die möglichst geruchsneutral sein sollten, hilft den unangenehmen „Arztgeruch" zu vermeiden. Insbesondere auf den allzu häufigen Gebrauch von intensiv riechenden Desinfektionsmitteln sollte nach Möglichkeit verzichtet werden.

Attraktive Wartezimmer- gestaltung

Das *Wartezimmer* ist der Raum, den der Patient mit der größten Aufmerksamkeit wahrnimmt, denn er hält sich dort mehr oder weniger lange auf, der „furchtbaren" Dinge harrend, die möglicherweise im Behandlungszimmer auf ihn zukommen. Für die Wartezeit sollten ihm deshalb in ausreichendem Maße Abwechslungsmöglichkeiten angeboten werden. Dazu dienen in erster Linie aktuelle, neue Zeitschriften, wobei die typischen, unifarben eingebundenen und nicht immer neuesten Lesezirkelillustrierten durch interessante Spezialzeitschriften, wie Auto-, Wohn- oder Modehefte ergänzt werden sollten.

Ausliegendes ansprechendes Informationsmaterial, kleine Geduldspiele oder Musik über eingebaute Lautsprecher, sowie bequeme (aber pflegeleichte) Sitzmöglichkeiten erleichtern ebenfalls das Warten und lassen es kurzweilig erscheinen. Ein positiver Gesamteindruck entsteht auch durch warme, angenehme Wand- und Deckenfarben, durch Grünpflanzen und interessante Bilder.

Für *Kinder* sollte eine *Spielecke* eingerichtet sein. Hier hat sich ein sandkastenartiger Raumteiler bewährt, der sofort als Spielecke zu identifizieren ist und nicht immer aufgeräumt sein muß. Das Spielzeug wird dadurch auch nicht im gesamten Wartezimmer verteilt. Robustes, farbechtes Holzspielzeug, aber auch Bilderbücher oder Spielgegenstände, die durchaus einen Bezug zum Arztbesuch herstellen, sollten in ausreichendem Maße vorhanden sein. Empfehlenswert sind auch kindergerechte Stühle und ein Spieltisch.

Als Selbstverständlichkeit ist anzusehen, daß das Wartezimmer nach jedem Arbeitstag *gesäubert und aufgeräumt* wird.

Alle Räume mit Publikumsverkehr regelmäßig säubern und aufräumen

Überhaupt sollten die Räume, in denen Publikumsverkehr stattfindet, einen ordentlichen, aufgeräumten Eindruck machen. Daß ein Personalraum oder ein Eigenlabor, falls vorhanden, nie vollständig aufgeräumt sein können, ist einsichtig. Zu diesen Räumen sollten die Patienten auch keinen Zutritt haben.

Rezeption, Behandlungs- und Wartezimmer sollten hingegen stets sauber und gepflegt erscheinen.

Oft sind die Praxiseingänge so versteckt gelegen, daß gerade ältere Menschen Schwierigkeiten haben, diese überhaupt zu finden. *Ausschilderungen* an der Haustür, im Treppenhaus und im Aufzug erleichtern den Zugang und dienen gleichzeitig als Werbeträger für die Praxis.

Praxiseingang ausreichend ausschildern

Maßnahmen zur Patientenbetreuung

Die richtige Betreuung des Patienten in und außerhalb der Praxis ist ein wichtiges Aufgabengebiet des Praxismarketings. Der Patient gewinnt seinen Eindruck von der Praxis nicht zuletzt aufgrund der Betreuung und Aufmerksamkeit, die er erfährt. Dazu zählt aber auch die Art und Weise, wie sich die Mitarbeiterinnen ihm gegenüber darstellen, wie sie sich verhalten und welche Informationen er von ihnen bekommt.

Dem Patienten Aufmerksamkeit schenken

So sind auch die *Terminkärtchen,* die der Patient als „Merkzettel" für seinen nächsten Behandlungstermin erhält, ein wichtiges Instrument im Rahmen der Patientenbetreuung. Dadurch daß der Patient sie mit nach Hause nimmt und vielleicht an seine Pinwand heftet, um den nächsten Arzttermin nicht zu versäumen, stellen sie einen idealen Werbeträger dar.

Terminkärtchen als individueller Werbeträger

Leider werden oft einfallslose Werbeblöcke von Arznei- und Heilmittelherstellern verwendet. Sie bieten zwar den Vorteil, daß sie in der Regel kostenlos von den Lieferanten für Ärztebedarf zur Verfügung gestellt werden. Diese Werbeflächen könnte der Praxisinhaber jedoch besser für sich nutzen: Eine lustige Schriftform, ein pfiffiger Spruch, ein Arztwitz, ein Horoskop oder ein Lebensratschlag lassen den Zettel interessant erscheinen und der Patient wird feststellen, daß sich „sein" Arzt etwas hat einfallen lassen, wodurch er sich von anderen positiv unterscheidet.

Wie bereits erwähnt, wird das Erscheinungsbild einer ärztlichen Praxis dadurch geprägt, wie sie sich nach außen hin darstellt. Der *Schriftverkehr* ist hierbei als wesentliches Medium zur Selbstdarstellung anzusehen. Das Briefpapier sollte deshalb einen seriösen Eindruck hinterlassen, andererseits aber unverwechselbare Merkmale enthalten. Ein zweifarbiger Briefkopf erweckt z.B. einen interessanten, von Einfallsreichtum zeugenden Eindruck und

Schriftverkehr der Praxis als Aushängeschild

setzt sich von dem üblichen schwarzweißen Einerlei ab. Allerdings sind hierbei bestehende Werbeverbote zu beachten.

Einheitliche flotte Berufskleidung wählen

Ein weiteres Aushängeschild einer Arztpraxis ist eine einheitliche flotte *Berufskleidung.* Die Praxisangehörigen sollten nicht nur im Team zusammenarbeiten, sondern diese Zusammengehörigkeit auch optisch zum Ausdruck bringen. Hosen, Röcke, Kittel und Shirts müssen nicht immer die Farbe Weiß tragen. Bei vielen Patienten erzeugt die weiße Arbeitskleidung im vorhinein bereits eine Hemmschwelle. Farbige Arbeitskleidung, im Fachhandel überall erhältlich, bringt in jeder Beziehung Abwechslung in den Praxisalltag. Zentraler Einkauf senkt zudem die Beschaffungskosten, zu denen jeder Praxisinhaber seinen Mitarbeiterinnen zumindest einen, im übrigen steuerlich problemlos absetzbaren Zuschuß gewähren sollte.

Freundliches, zuvorkommendes Verhalten gegenüber den Patienten

Ein weiterer Gesichtspunkt einer erfolgreichen Patientenbetreuung ist besonders wichtig, aber oft nur schwer einzuhalten: Das gesamte Praxispersonal sollte sich bemühen, den *Patienten nett und freundlich gegenüberzutreten.*

Gerade bei charakterlich schwierigen Menschen fällt es sicherlich nicht immer leicht, die Ruhe zu bewahren. Solchen Patienten gegenüber sollte man bestimmt, aber höflich auftreten. Auch ein schwieriges Kind, welches um nichts auf der Welt die notwendige Befunderhebung und Diagnosestellung über sich ergehen lassen möchte, oder eine keifende Patientin, die sich an der Rezeption über die ihrer Ansicht nach viel zu langen Wartezeiten beschwert, sollten für alle Praxisangehörigen keinen Anlaß geben, aus der Haut zu fahren. Einer erfahrenen Helferin fällt diese Einstellung sicherlich leichter als einer Auszubildenden. Es darf schließlich nicht vergessen werden, daß die Arztpraxis ein Dienstleistungsbetrieb ist, der künftig mehr denn je um seine „Kunden" werben muß.

Verbesserung des optischen Erscheinungsbildes durch Körperpflege und -hygiene

Es liegt in der menschlichen Natur, daß gerade männliche Patienten gerne in eine Arztpraxis gehen, in der hübsche und nette Helferinnen arbeiten. Das optisch attraktive *Erscheinungsbild* wird durch eine saubere Kleidung, gepflegte kurzgeschnittene und unlackierte Fingernägel sowie, bei längerer Haarpracht, eine hochgesteckte Frisur, die nicht in den „Arbeitsbereich" hineinhängt, ergänzt.

Genauso wie es für das Praxispersonal unangenehm ist, Patienten mit merkbar unzureichender Körperhygiene zu behandeln, sollte auch umgekehrt in der Mittagspause die knoblauchintensive Kochkunst des Schnellimbisses um die Ecke durch das Praxispersonal nicht allzu ausgiebig in Anspruch genommen werden. Mund- und Körpergeruch im Behandlungszimmer sind für alle Anwesenden gleichermaßen unangenehm.

Nutzung eines Recallsystems zur Patientenanbindung und -selektierung

Zur langfristigen Patientenanbindung gehört ein *Recallsystem.* Mancher Praxisinhaber ist überzeugt, daß seine Praxis auch ohne ein solches System immer voll sein wird. Durch ein konsequent angewendetes Recallsystem sind aber z. B. „angenehme" Patienten selektierbar.

Der Patient, der in ein solches System eingebunden werden soll, muß eine *Einverständniserklärung* (z. B. auf dem Anamnesebogen) unterschreiben und damit zum Ausdruck bringen, daß er mit einer Erinnerung und Terminvereinbarung einverstanden ist (Abb. **13**).

Einverständniserklärung

Ich erkläre mich damit einverstanden, daß ich in
das Recall-System der Arztpraxis Dr. Mangold,
München, aufgenommen und Erinnerungen sowie
Terminvorschläge zu vorbeugenden Untersuchungen
erhalte.

München, den ....

....
Unterschrift Patient

Abb. **13** Einverständniserklärung des Patienten zur Einbindung in das Recallsystem

Im übrigen darf nur eine allgemein gehaltene Erinnerung zu
einer Vorsorgeuntersuchung erfolgen.

Zur Durchführung des Recallsystems sollte eine eigene *Kartei*
angelegt werden (Abb. **14**). Nach abgeschlossener Behandlung wird **Recallkartei**
eine Karteikarte ausgefüllt, die in eine monatsweise geordnete Kartei einsortiert wird. Einmal im Monat sollte die Kartei überprüft
und die in diesem Monat erfaßten Patienten sollten angeschrieben
werden, wobei darauf zu achten ist, daß der letzte Behandlungstag
mindestens 6 Monate zurückliegt. War der letzte Behandlungstag
beispielsweise im August 1995, so ist der Patient im Februar 1996 im
Rahmen des Recallsystems mit dem Ziel einer Terminvereinbarung
anzuschreiben.

Neue Patienten sollten zweckmäßigerweise einen *Anmelde-*
bogen ausfüllen, in den persönliche Daten, Erkrankungen oder **Anmeldebogen**
Behandlungswünsche eingetragen werden können. Dieser Bogen **bei Neupatienten**
wird zur Karteikarte gesteckt und ist so jederzeit abrufbereit. Wichtig zu wissen ist beispielsweise, ob der Patient an Hypotonie, Allergien oder ähnlichem leidet.

Bei Patienten, die lange nicht mehr in der Praxis waren, sollten
bei Wiedererscheinen die persönlichen Daten überprüft und mit der
Krankenversicherungskarte verglichen werden. Oft sind Adressen-
oder – bei Heirat – Namensänderungen erfolgt, die bei Nichtkennt-
nis unnötige Verwirrung stiften können.

Insbesondere um Patienten im Kindesalter als zukünftige Kun- **Patienten im Kindes-**
den sollte sich der Arzt und Praxisinhaber bemühen. Die Kontakt- **alter als zukünftiges**
aufnahme, bei der der weiße Kittel ruhig mal kurz abgelegt werden **Potential**

Recallkarteikarte

Recallmonat:	Februar
Name:	Löffelmann, Sebastian
Anschrift:	Wettersteinplatz 56 81324 Weilheim
Telefonnummer:	08211–20731
Letzte Behandlung am:	02.08.1994

Abb. **14** Musterkarteikarte zum Recallsystem

sollte, dient dazu, bei Kleinkindern Ängste abzubauen und Vertrauen zu erwirken. *Kindergerechtes Verhalten* und ruhiges Aufzeigen und Erklären wirken oft Wunder. Wird die erfolgreiche Untersuchung mit einem kleinen Plastikspielzeug belohnt, ist für den nächsten Besuch bereits ein Anreiz gegeben.

Möglichkeit zu Teilzahlungen gewähren

Auf die Möglichkeit, *Teilzahlungen* einzuräumen, wird als weitere Maßnahme zur Patientenbetreuung hingewiesen. Der Arzt möchte einerseits für seine Leistungen möglichst schnell und richtig honoriert werden. Oft sind Beiträge, die die Patienten selbst tragen müssen, so hoch, daß sie z. B. vor einer Behandlung, die eine Zuzahlung oder gänzliche Selbstzahlung notwendig macht, zurückschrecken. Wäre jedoch die Möglichkeit von Teilzahlungen gegeben, würde die teure Behandlung hingegen vielleicht durchgeführt werden.

Zielgruppenorientierte Serviceleistungen

Die Werbung, die eine Arztpraxis betreibt, sollte zielgruppenorientiert sein. Eine Gruppe von jüngeren Patienten, beispielsweise Kinder, muß in anderer Weise durch Werbemaßnahmen angesprochen werden als etwa eine Gruppe von Senioren.

Serviceleistungen für Zielgruppe „junge Familie"

Als Serviceleistungen für die *Zielgruppe „junge Familie mit Kindern"* bieten sich unter anderem folgende Ausstattungsmaßnahmen der Praxiseinrichtung an:

- kindergerechte Toiletten
- Möglichkeit zum Babywickeln
- Spielecke im Wartezimmer bzw. eigenes Spielzimmer
- Anbringung von Steckdosensicherungen

- Vorhandensein von Fläschchenwärmern, Krabbeldecken, Reinigungstüchern usw.
- Möglichkeit der Kinderwagenaufbewahrung
- kindergerechte Medizintechnik
- kleine Geschenke/Spielzeug als „Belohnung"
- Zeichentrickfilme auf Video
- Malwettbewerbe usw.

Für die *Zielgruppe „ältere Patienten/Senioren"* bietet sich folgendes Maßnahmenbündel an:

Serviceleistungen für Zielgruppe „ältere Patienten/Senioren"

- Hilfe beim Aus- und Ankleiden
- Verleih von Schirmen
- Parkplatzreservierung
- Begleitung zu den Behandlungsräumen, Wartezimmer, Fahrstuhl
- Vergrößerungsgläser
- Zusendung von Rezepten
- Luftbefeuchter
- Erfrischungstücher
- Hinweise auf Seniorenveranstaltungen, in der Nähe befindliche Cafés
- Gesundheitsvorträge usw.

Personalführung und Mitarbeitermotivation

Bedeutung der Mitarbeitermotivation

Eine erfolgreiche Praxisführung hängt im wesentlichen von der *Motivation der Praxisangehörigen* und deren *Arbeitsqualität* ab. Deshalb ist für den Praxisinhaber die richtige Motivation und Führung seines Personals ebenso wichtig, wie beispielsweise eine gut funktionierende Abrechnungsorganisation. Sein Ziel sollte es sein, durch die Erweckung von Teamgeist und die Schaffung eines guten Arbeitsklimas die Arbeitsqualität zu optimieren.

Praxisangehörige in Vorgesetztenfunktion

Doch nicht nur der Arzt selber ist in seiner Praxis Vorgesetzter. Jede Helferin mit abgeschlossener Berufsausbildung steht in der Regel in einem *Vorgesetztenverhältnis* zu den Auszubildenden. Ein solches Verhältnis besteht oft auch zwischen auszubildenden Helferinnen, die sich z. B. bereits im dritten Lehrjahr befinden, gegenüber Berufsanfängerinnen. Gerade deren Verhältnis zueinander ist aufgrund der geringen Erfahrung in der Vorgesetztenrolle und der oft mangelnden Bereitschaft zur Unterordnung nicht selten getrübt.

Deshalb ist es wichtig, daß alle Praxisangehörigen, die sich in einer Vorgesetztenrolle befinden, auch hinsichtlich der Mitarbeiterführung und Mitarbeitermotivation geschult werden!

Aufgaben des Personalmanagements in der Arztpraxis

Alle Fragen der Personalwirtschaft in einer betrieblichen Organisation, wie es die Arztpraxis nun einmal ist, zu besprechen, würde an dieser Stelle sicherlich zu weit führen. Dazu zählen u. a. die rechtlichen Rahmenbedingungen der Personalwirtschaft, die Personalbedarfsermittlung, Personalbeschaffung, Personaleinsatz, Personalfreistellung und Personalverwaltung, um nur einige Bereiche zu nennen. Im folgenden wird daher nur auf jene personalwirtschaftlichen Teilbereiche eingegangen, die auch direkten Einfluß auf die Praxisorganisation und den täglichen Betriebsablauf haben: die Art und Weise der Mitarbeiterführung und die Darstellung praktikabler Motivationsmöglichkeiten.

Führungsstil und Führungsprinzipien

Definition von Mitarbeiterführung

Führung beinhaltet einen Prozeß der steuernden Einflußnahme von Personen (Führer, Führende) auf das Verhalten anderer Personen (Geführte) zum Zweck der Erreichung bestimmter Ziele.

Unter *Mitarbeiterführung* sind somit alle jene Aktivitäten des Vorgesetzten zu verstehen, die er im Umgang mit seinen Mitarbeitern verwirklicht, um diese im Sinne der Aufgabenerfüllung zu beeinflussen. Dabei geht es zum einen um die positive Beeinflussung des Leistungsverhaltens der Mitarbeiter zur Erfüllung des Sachzieles/Praxiszieles (Abb. **15**). Ferner geht es um die Förderung

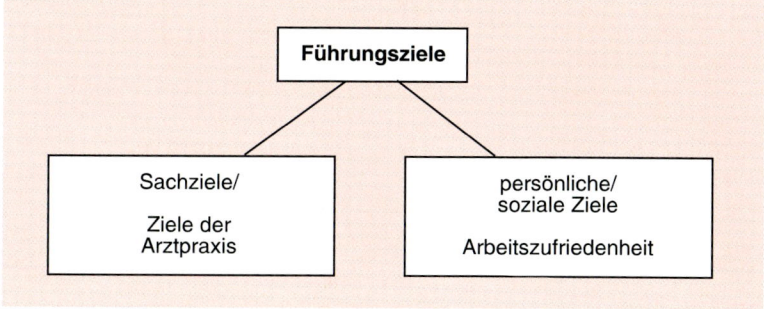

Führungsziele

Sachziele/

Ziele der
Arztpraxis

persönliche/
soziale Ziele

Arbeitszufriedenheit

Abb. **15** Ziele der Mitarbeiterführung

ihrer persönlichen, sozialen Ziele zur Herbeiführung von Arbeitszufriedenheit.

Die Arbeitszufriedenheit ist Gegenstand vieler motivationstheoretischer Ansätze. *Motivation* ist hierbei als Oberbegriff für jene Vorgänge zu verstehen, die in der Umgangssprache mit Streben, Wollen, Begehren, Drang usw. umschrieben und als Ursache für das Verhalten angesehen werden können.

Beeinflussung der Mitarbeitermotivation durch den Führungsstil

Sie wird durch den Einsatz von *Führungsinstrumenten* beeinflußt. Der optimale Einsatz der Führungsinstrumente ist dann gewährleistet, wenn eine Identifikation der Zielsetzung des Betriebes mit den persönlichen Wünschen der Mitarbeiter herbeigeführt werden kann.

Ein wichtiges Führungsinstrument ist der *Führungsstil.* Je nachdem ob die vorgesetzte Person mehr mit den Mitteln der Autorität, des Drucks und Zwangs oder mehr mit den Mitteln der Überzeugung, der Kooperation und Partizipation am Führungsprozeß vorgeht, wendet sie einen unterschiedlichen Führungsstil an.

Autoritärer Führungsstil

Für den *autoritären Führungsstil* ist kennzeichnend, daß der Vorgesetzte sämtliche Entscheidungen trifft und sie in Form von unwiderruflichen Anweisungen oder Befehlen weitergibt. Der Vorgesetzte erteilt die Weisungen aufgrund der mit seiner Stellung verbundenen Macht und erzwingt deren Befolgung durch die Androhung von Sanktionen. Der persönliche Freiheitsbereich der Geführten ist gering. Es herrschen klare Verhältnisse der Über- und Unterordnung, Ausführungsanweisungen, enge Kontrolle sowie soziale Distanz zwischen Vorgesetzten und Mitarbeitern.

Kooperativer Führungsstil

Der *kooperative Führungsstil* geht dagegen von einer Mitwirkung der Mitarbeiter an den Entscheidungen des Vorgesetzten aus, die so weit gehen kann, daß der Führende nur den Entscheidungsrahmen absteckt. Der persönliche Freiheitsbereich der Mitarbeiter wächst und die Übernahme von Verantwortung wird auf sie verlagert. Kennzeichnend für den kooperativen Führungsstil sind daher Kollegialität, Delegation, Partizipation sowie ein Verhältnis gegenseitiger Achtung und Anerkennung zwischen Vorgesetzten und Mitarbeitern.

Vorteile des kooperativen Führungsstils

Im *Vergleich* beider Führungsstile weist der *kooperative Führungsstil* folgende *Vorteile* auf:

– Das Zusammengehörigkeitsgefühl der Mitarbeiter/-innen wird gestärkt
– Die Gefahr möglicher Konfilte wird verringert
– Das Klima zwischen Vorgesetzten und Untergebenen verbessert sich
– Die persönliche Entfaltung der Mitarbeiter/-innen, deren Kreativität und aktive Mitarbeit werden gefördert.

Eine erfolgreiche Praxisorganisation sollte daher auf der Praktizierung eines kooperativen Führungsverhaltens aufbauen. Alle Praxisangehörigen, die gegenüber anderen eine Vorgesetztenfunktion wahrnehmen, tragen durch das Angebot kooperativer Zusammenarbeit wesentlich zu einem guten Arbeitsklima bei.

Es ist aber auch durchaus denkbar, daß bei einzelnen Mitarbeiterinnen vorhandenen Bedürfnissen nach Orientierungsmöglichkeiten und Leitung am besten durch einen eher autoritären Führungsstil Rechnung getragen wird. Ein allgemeingültiger Maßstab zur Anwendung des passenden Führungsstils läßt sich sicherlich nicht finden.

Veränderung der Arbeitsstrukturierung als Führungsinstrument

Die *Veränderung der Arbeitsstrukturierung* kann als weiteres Führungsinstrument angesehen werden.

Job enlargement

Dabei gibt es zunächst die Möglichkeit der *Aufgabenerweiterung (job enlargement)*. Wird eine Auszubildende etwa neben Reinigungs- und Materialpflegearbeiten nach wenigen Wochen bereits mit kleineren Aufgaben im Rahmen der Abrechnungsorganisation betraut, so steigt mit dieser Aufgabenerweiterung ihr Verantwortungs- und Selbstwertgefühl, was wiederum eine Motivationsförderung darstellt.

Job enrichment

Die gleiche Wirkung kann mit einer *Arbeitserweiterung (job enrichment)* erzielt werden. Hierbei soll die Verantwortung mit Hilfe erhöhter Entscheidungs- und Kontrollbefugnisse erweitert werden, was zu einer qualitativen Aufwertung der Stelle führt. Das typische Beispiel aus einer Arztpraxt ist hierzu die Ernennung einer bewährten Mitarbeiterin zur Ersthelferin oder die Übertragung der alleinigen Verantwortung für die Materialbewirtschaftung.

Job rotation

Ferner gibt es die Möglichkeit eines *Arbeitsplatzwechsels (job rotation)* innerhalb der betrieblichen Organisation. Dieses Führungsinstrument kann jedoch nur in größeren Arztpraxen angewendet werden und ist z. B. dann gegeben, wenn eine Helferin für die Behandlungsassistenz zur Unterstützungsleistung der Verwaltungshelferin eingeteilt und diese Position nach einer gewissen Zeit durch eine weitere Assistenzhelferin besetzt würde, so daß jede Mitarbeiterin einmal Verwaltungtätigkeiten übernimmt.

Führungsprinzipien

Eng verknüpft mit der Anwendung eines bestimmten Führungsstiles als Führungsinstrument ist die Verwirklichung von *Führungsprinzipien* (Führungsmodellen). Sie bauen in der Regel alle auf dem kooperativen Führungsstil auf und schließen sich gegenseitig nicht aus.

Im Laufe der letzten Jahre ist eine Vielzahl von Führungsmodellen entwickelt worden, die meist unter der Bezeichnung „Management by …" zum Teil längst bekannte Prinzipien mit neuen Namen belegen, zum Teil aber auch neue Konzepte darstellen.

Inhalt dieser Führungsprinzipien sind in erster Linie organisatorische Probleme und ihre Lösung im Rahmen der Führungsaufgabe.

Das Prinzip *Führung durch Aufgabendelegation (Management by delegation)* besagt, daß Entscheidungsfreiheit und Verantwortung auf die Mitarbeiter/-innen übertragen werden. Um mögliche Konflikte zu vermeiden, ist dabei darauf zu achten, daß die übertragenen Aufgabenbereiche hinsichtlich Kompetenz und Verantwortung klar abgegrenzt sind. Unter Anwendung dieses Prinzips überträgt der Praxisinhaber beispielsweise einer Helferin im Rahmen der Materialwirtschaft Entscheidungsfreiheit und Verantwortung für den Materialeinkauf. Er kontrolliert in diesem Fall nicht mehr jede einzelne Materialbeschaffung auf Preis, Menge, Art und Lieferant, sondern behält sich hierbei nur stichprobenartige Kontrollen vor.

Management by delegation

Im System der *Führung nach dem Ausnahmeprinzip (Management by exception)* greift der Vorgesetzte nur bei unvorhergesehenen Ausnahmesituationen und ungewöhnlichen Fällen ein, während bei der Durchführung aller „normalen" Aufgaben die damit verbundene Verantwortung der Rezeptionshelferin für die Terminplanung angesehen werden kann. Nur im Ausnahmefall, wenn beispielsweise zu viele Leerlaufzeiten entstehen oder eine (wirklich!) dringende Behandlung aus Sicht des Arztes eingeschoben werden muß, sollte er in Absprache mit der Rezeptionshelferin in die Terminplanung eingreifen.

Management by exception

Beim Führungsprinzip *Führen durch Zielvereinbarung (Management by objectives)* legen Vorgesetzte und Unterstellte gemeinsam bestimmte Ziele fest, die die Mitarbeiterin in ihrem Arbeitsbereich realisieren soll. Die Mitarbeiterin kann dabei im Rahmen ihres Aufgabenbereichs selbst entscheiden, auf welchem Weg die vorgegebenen Ziele erreicht werden.

Management by objectives

Das Prinzip *Führung durch Ergebnisorientierung (Management by results)* basiert auf der Vorgabe von Zielen und stellt somit die stärker autoritäre Ausrichtung der Führung durch Zielvereinbarung dar. So verlangt z. B. die Ersthelferin von der Auszubildenden, daß das Behandlungszimmer in Ordnung gebracht wird. Ob die angehende Helferin nun zunächst die Instrumente säubert oder das Zimmer aufräumt, bleibt ihr vorbehalten. Die Ersthelferin beschränkt sich hierbei auf die Ergebniskontrolle, d. h. sie überprüft nach einiger Zeit die Aufräumungsarbeiten der Auszubildenden.

Management by results

Abb. **16** faßt die Zusammenhänge zwischen Führungsinstrumenten, Führungsstil und Führungsprinzipien nochmals zusammen.

Arbeitsklima und Teamgeist

Das Problem der Schaffung optimaler Arbeitsbedingungen läßt sich nicht allein dadurch lösen, daß sich die Praxisführung um eine optimale Gestaltung der äußeren Arbeitsbedingungen, also um die Gestaltung des Arbeitsablaufes, des Arbeitsplatzes und um die Regelung der Arbeitszeit und der Arbeitspausen bemüht. Für den Leistungswillen der Mitarbeiterinnen, für ihre Bereitschaft, die volle Leistungsfähigkeit für den Praxisbetrieb einzusetzen, ist ein gutes Verhältnis untereinander und zum/zur Vorgesetzten mindestens ebenso wichtig wie die äußeren Bedingungen.

Bedeutung eines guten Arbeitsklimas

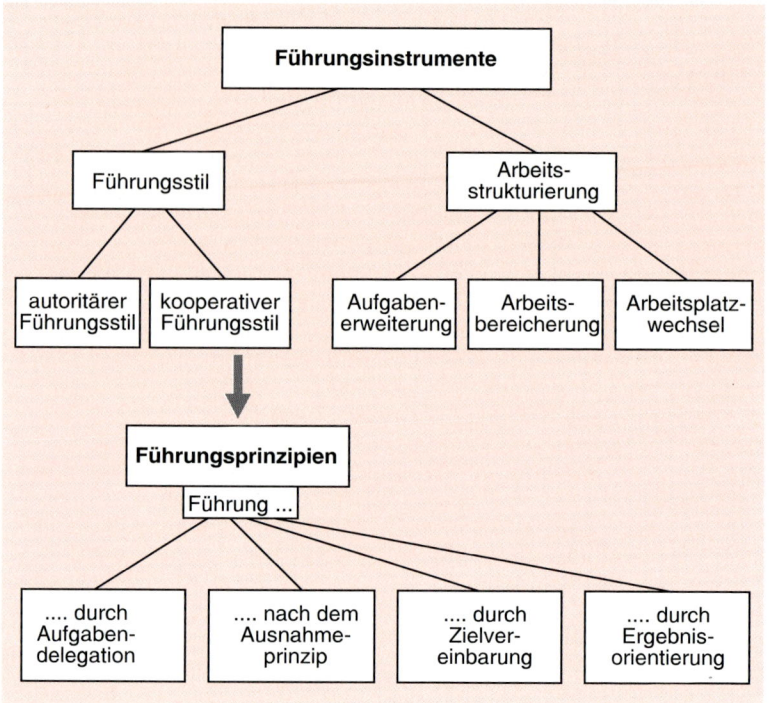

Abb. **16** Führungsinstrumente und Führungsprinzipien

Dieser Bereich zwischenmenschlicher Beziehungen in einem Betrieb läßt sich mit dem Begriff *Betriebs- oder Arbeitsklima* umschreiben.

Herrschen zwischen den Angehörigen einer betrieblichen Organisation Neid, Mißgunst und Mißtrauen anstatt Kameradschaft, Verständnis, Vertrauen und Hilfsbereitschaft, so wirkt sich ein solchermaßen gestörtes Arbeitsklima auch hemmend auf den Arbeitsprozeß aus. Fühlt sich eine Helferin durch den Arzt oder ihre Kolleginnen falsch beurteilt und ungerecht behandelt, ist sie der Meinung, daß man ihren Problemen verständnislos gegenübersteht, dann wird sie sehr schnell der Arbeit überdrüssig, und die Praxis wird nicht mehr mit ihrem vollen Arbeitseinsatz, der in starkem Maße vom Arbeitswillen abhängt, rechnen können.

Von der Arbeitnehmerin zur Mitarbeiterin

Aus der *Arbeitnehmerin* muß eine *Mitarbeiterin* werden, deren Stellung immer mehr von der einer abhängigen Arbeitnehmerin in die einer Partnerin im Praxisbetrieb übergeht. Diese *Partnerschaft* bedeutet, daß nicht mehr die Praxisführung allein über die Fragen entscheidet, die für Arbeitskräfte von wesentlicher Bedeutung sind. So sollte unter anderem die Urlaubsplanung nicht alleinige Angelegenheit des Chefs sein. Die Mitarbeiterinnen sollten in diesen Fragen Mitsprache- oder Mitentscheidungsrecht besitzen.

Mitbestimmung

Diese unter dem Begriff *Mitbestimmung* zusammengefaßten Rechte der Arbeitnehmer sind ein wesentlicher Faktor, der sich positiv auf den Leistungswillen und damit auf effektive Arbeitsleistung auswirkt. Er trägt zur Verbesserung des Arbeitsklimas bei und ersetzt das Gefühl der Abhängigkeit von der Praxisführung durch das Gefühl der Sicherheit.

Zahlreiche Forschungsergebnisse der Organisationspsychologie weisen darauf hin, daß Lohn, Arbeitszeit, Arbeitsplatzgestaltung usw. nicht allein ausschlaggebend für die Arbeitsattraktivität sind. Grundlegende Einflüsse ergeben sich vielmehr aus den Beziehungen der Angehörigen der betrieblichen Organisation untereinander. Sind diese Beziehungen durch Hilfsbereitschaft, Verständnis und Toleranz geprägt, so kann sich daraus eine Art *Teamgeist* des gesamten Praxisteams entwickeln.

Teamgeist

Teamgeist bedeutet in diesem Zusammenhang, daß sich alle Mitglieder der Praxisorganisation einer Gruppe angehörig fühlen, in der sie eine bestimmte Rolle wahrnehmen, die von allen anderen Gruppenmitgliedern akzeptiert wird. Diese Gruppe stellt das *Praxisteam* dar. Idealerweise identifizieren sich die Gruppenmitglieder mit ihrer Arbeit, mit den Aufgaben des Teams und somit „ihrer" Arztpraxis.

Dieses positive Gesamtbild wirkt auch nach außen auf den Patientenkreis. Der Patient sieht in dem Praxispersonal nicht nur Ansprechpartner, sondern vielmehr Bezugspersonen, auf deren gute und zuverlässige Arbeit er mehr als in irgendeinem anderen Dienstleistungsbereich angewiesen ist. Nicht zuletzt aufgrund seiner Erfahrungen mit ihnen gewinnt er seinen Gesamteindruck von der Arztpraxis und gibt diesen in Multiplikatorfunktion an andere weiter.

Positive Wirkung des Praxisteams nach außen

Auf Arbeitsklima und Teamgeist hat der Arzt als Praxisleiter wesentlichen Einfluß. Sein Führungsverhalten und seine Fähigkeit, die Mitarbeiterinnen motivieren zu können, prägen wesentlich das Leistungsbild seiner Praxis.

Motivation durch Einzelmaßnahmen

Die *ideale Mitarbeiterin* in einer Arztpraxis verkörpert eine Reihe von Eigenschaften:

„Idealbild" einer Mitarbeiterin

- Sie besitzt Einfühlungsvermögen für Kolleginnen und Patienten
- Sie ist gegenüber allen freundlich und höflich
- Sie besitzt ein solides Fachwissen, beherrscht Instrumente und Geräte
- Sie ist flexibel und agil, bei größtmöglicher Identifizierung mit ihrem Aufgabenbereich
- Sie ist belastbar in Streßsituationen oder bei Konfliktgesprächen mit den Patienten
- Sie weist gute Umgangsformen und ein ansprechendes Äußeres auf
- Sie zeigt jeden Tag konstant gute Leistungen.

Sicherlich wird keine Arzthelferin auf der Welt dieses oben aufgezeigte Idealprofil in allen Punkten und, wenn möglich, auch noch jederzeit und in jeder Situation erreichen können. Es stellt sich jedoch die Frage: Wie können die Mitarbeiterinnen diesem Ziel möglichst nahe kommen? Das Zauberwort heißt: *Motivation!*

Der Motivationsbegriff wurde bislang einfachheitshalber als Oberbegriff umgangssprachlicher Beschreibungen wie Streben, Wollen, Drang usw. bezeichnet.

Motivation als Verhaltenssteuerung

Das Motivieren selbst ist somit ein aktives zielgerichtetes Steuern des Verhaltens, um das Streben, Wollen usw. zu erreichen. Einerseits wird Motivation durch den Einsatz von Führungsinstrumenten – wie beschrieben – beeinflußt. Andererseits stellt das Motivieren als Verhaltenssteuerung selbst ein weiteres Führungsinstrument dar.

Motivation durch materielle und immaterielle Anreize

Die Aktivierung des Leistungspotentials der Mitarbeiterinnen erfordert ein System von Anreizen, die ihnen angeboten werden müssen, um sie zu motivieren und zu belohnen. Dabei kann man *materielle* und *immaterielle Motivationsanreize* unterscheiden (Abb. **17**).

Zu den *materiellen* Anreizen zählen Sachleistungen und monetäre Zahlungen wie Lohn, Gehalt, Zulagen usw.

Als *immaterielle* Motivationsanreize lassen sich soziale und Ausbildungs- bzw. Aufstiegsanreize zusammenfassen. Zu den sozialen Anreizen zählen der ausgeübte Führungsstil, Mitwirkungsmöglichkeiten, Arbeitsumfeldgestaltung usw. Die Gruppe der Ausbildungs- bzw. Aufstiegsanreize umfaßt Beförderungsmöglichkeiten, die Gewährung von Fortbildungsmaßnahmen usw.

Sachleistungen

Die Gelegenheit zur Motivation durch *Sachleistungen* ergibt sich fast täglich und muß nicht kostspielig sein. Der kleine Blumenstrauß am Morgen für die Helferin, die an diesem Tag Geburtstag hat, zählt ebenso dazu wie kleine Geschenke für Praxisangehörige zu Ostern, Weihnachten usw. Wichtig dabei ist die Geste und nicht der Wert der Geschenke. Ebenso zur Verteilung sollten Jahresgaben von Lieferanten für Ärztebedarf oder Praxiseinrichtungen gelangen. Auch Mitbringsel und Geschenke von Patienten sollten

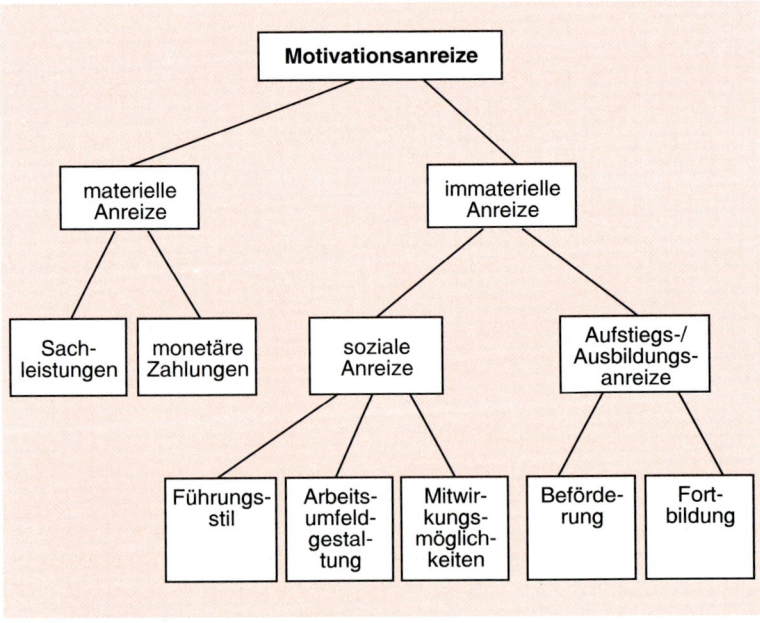

Abb. **17** Motivationsanreize

unter den Praxisangehörigen gerecht verteilt werden. Ferner zählen dazu der (vom Chef spendierte) jährliche Betriebsausflug oder die Weihnachtsfeier.

Der Bereich der *monetären* (geldlichen) Anreize ist unter den Anreizmöglichkeiten als wohl bedeutsamster Bereich anzusehen. Dazu zählt zunächst das Gehalt, welches der Mitarbeiterin am Monatsende überwiesen wird. Es richtet sich in der Regel nach den geltenden Tarifverträgen für Arzthelferinnen. Die Überstundenvergütung ist tariflich ebenfalls geregelt, bietet aber dem Arzt als Praxisinhaber die Gelegenheit, durch großzügigere Vergütungsregelungen sein Personal eher zu (meistens vermeidbaren) Überstunden zu motivieren. Darüber hinaus gibt es die Möglichkeit, neben den gesetzlich und tariflich vorgeschriebenen Sozialleistungen, wie Lohnfortzahlung im Krankheitsfall, Arbeitgeberbeiträge zur Sozialversicherung usw., freiwillige Sozialleistungen zu gewähren. Dazu zählen Urlaubsgeld, 13. Monatsgehalt, Geburts- und Heiratsbeihilfen usw.

Monetäre Anreize

Ferner ist es eine Überlegung wert, ein *Erfolgs- oder Prämiensystem* einzurichten, welches sich beispielsweise nach der Anzahl der abrechenbaren Krankenscheine am Quartalsende und damit am Arbeitsaufkommen richtet. Es ist aber auch genauso eine Orientierung an der Summe der Einnahmen durch Privatpatientenzahlungen denkbar. Diese vorher in der Höhe festgelegten Prämienzahlungen werden dann geleistet, wenn eine bestimmte, ebenfalls vorher festgelegte Krankenscheinanzahl oder Einnahmesumme übertroffen wird. Das Prämiensystem sollte dabei je nach Übertreffungsweite der vorher festgelegten Werte gestaffelt sein.

Erfolgs-/Prämiensystem

Der Bereich der *sozialen Anreize* – nicht zu verwechseln mit den obengenannten Sozialleistungen – bietet ebenfalls ein breites Einsatzspektrum für motivationsfördernde Einzelmaßnahmen. Im folgenden werden einige praktikable Ansätze für Mitwirkungsmöglichkeiten und Arbeitsumfeldgestaltungen genannt.

Soziale Anreize

Manche Praxisinhaber bieten keine Möglichkeit für eine langfristige *Urlaubsplanung*. Das Praxispersonal möchte hingegen, um etwa Urlaubsreisen zu buchen und dies mit dem in der Regel ebenfalls berufstätigen Partner abstimmen zu können, bereits am Ende eines Jahres erfahren, wie die Urlaubszeiten für das folgende Jahr geplant sind.

Möglichkeit zur langfristigen Urlaubsplanung bieten

Der Betrieb kann in einer Praxis mit mehreren Ärzten durchgehend aufrechterhalten werden, wenn sich nicht nur die Ärzte gegenseitig absprechen und vertreten, sondern auch die Helferinnen aufeinander abgestimmt in den Urlaub gehen. Zu diesem Zweck sollte frühzeitig eine Urlaubsplanung erstellt werden, in der sich alle Helferinnen für den gewünschten Zeitraum eintragen können. Einzelne Härtefälle sind sicherlich nie gänzlich zu vermeiden. Auf die davon Betroffenen sollte jedoch im folgenden Jahr besondere Rücksicht genommen werden.

In keinem Fall sollte es aber so sein, daß die Abwesenheit des Chefs als zwanghafter Grund für alle anzusehen ist, in diesem Zeitraum ebenfalls Urlaub nehmen zu müssen. Es gibt immer Arbeiten, die erledigt werden können, wenn der Chef nicht anwesend und die Praxis geschlossen ist. Der Eingriff in die persönliche Jahresplanung der Mitarbeiterinnen sollte in dieser Hinsicht weitestgehend eingeschränkt werden.

Pünktlicher Feierabend

Das offene Ende eines Arbeitstages ist für einige Ärzte leider immer noch die Regel. Die Folge davon ist, daß Überstunden angehäuft werden, die Mitarbeiterinnen später nach Hause kommen, deren private Termine dann nicht eingehalten werden können, was wiederum häufig zu Problemen mit den Partnern führt.

Ein zügiges Arbeiten des Arztes, das Bemühen, die vorgegebenen Termine einzuhalten und das Vermeiden von langwierigen Privatgesprächen mit Patienten gewähren einen reibungslosen Ablauf in der Praxisorganisation. Das Personal arbeitet zudem lieber mit einem Zahnarzt, der selber an einem *pünktlichen Feierabend* interessiert ist, als mit einem, der darauf keinerlei Rücksicht nimmt.

Arbeitsbedingungen optimieren

Für das Personal sollte ein *Sozialraum* mit Sitzgelegenheiten, abschließbaren Kleiderspinden, eventuell Kochgelegenheit mit Kühlschrank vorhanden sein. In diesen Raum können sich die Praxisangehörigen während der Pausen zurückziehen und sich auch umkleiden.

Die Ausgestaltung dieses Raumes sollte sich der Praxisinhaber nicht allein vorbehalten, sondern auch die Vorstellungen seiner Mitarbeiter dazu berücksichtigen.

Sommerhitze und typische Gerüche in einer Arztpraxis (Desinfektionsmittel!) machen das Arbeiten nicht immer leicht. *Gut belüftete Praxisräume* bieten nicht nur dem Patienten einen angenehmen Aufenthalt (sieht man einmal von der Unannehmlichkeit der Behandlung und den ursächlichen Beschwerden ab), sondern auch gute Arbeitsbedingungen für das Personal.

Gerade für die Assistenzhelferin werden Streßsituationen oft dadurch verursacht, daß zwischen den einzelnen Patiententerminen kaum Zeit für Vor- und Nachbereitungsarbeiten besteht. In seinem eigenen Interesse sollte der Arzt hingegen genügend freie Zeiträume und *Verschnaufpausen* lassen und in dem zum Aufräumen und Vorbereiten nötigen Minuten das Gespräch mit dem Patienten suchen. Eine gut vorbereitete Behandlung läuft zügiger ab als eine, zu der wichtige Instrumente erst herbeigeholt werden müssen.

Ausbildungs- und Aufstiegsanreize

Aus dem Bereich der motivationsfördernden *Ausbildungsbzw. Aufstiegsanreize* ist die Möglichkeit zu einer „Beförderung" einzelner Mitarbeiterinnen aufgrund der Organisations- und Aufgabenstruktur einer Arztpraxis und deren Personalausstattung kaum gegeben.

Ausbildungsanreize können in Form von *Fort- und Weiterbildungsseminaren* gewährt werden, deren Kosten der Praxisleiter übernimmt. Die Weiterbildung umfaßt in diesem Zusammenhang alle Bestrebungen, das bereits für einen Beruf oder eine Tätigkeit vorhandene Wissen zu vertiefen. Die Fortbildung schließlich bezweckt eine generelle Erweiterung des Wissens und der Fertigkeiten.

Als eine Form der Weiterbildung ist beispielsweise die Ausbildung zur *Arztfachhelferin* anzusehen. Dazu zählen aber auch alle Weiterbildungsseminare in Abrechnungs-, Labortätigkeiten usw. Als Fortbildung ist hingegen etwa der Besuch von Fremdsprachenkursen oder REFA-Kursen anzusehen.

Praxisadministration

Aufbewahrungsfristen

Für die in der ärztlichen Praxis verwendeten Nachweise und Formulare sind die Aufbewahrungsfristen rechtlich vorgeschrieben.

Die in der folgenden Aufstellung aufgeführten Fristen beginnen nach Abschluß der Behandlung:

		Aufbewahrungsfristen	Rechtsquellen
1. Geschäftsführungsunterlagen:	Geschäftsbücher Inventare Bilanzen	10 Jahre nach Jahresende	HGB
	Buchungsbelege	6 Jahre nach Jahresende	AO
2. Ärztliche Aufzeichnungen:	Karteikarten/ Krankenblätter Befundberichte/ Analysen/ Fotografien Gutachten Arztbriefe	3 Jahre nach Abschluß der Behandlung	Bundesmantelvertrag f. Ärzte/ VdAK/AEV-Vertrag
	Durchschriften von Arbeitsunfähigkeitsbescheinigungen (AU)	1 Jahr	
3. Röntgenunterlagen:	Röntgenbefunde Aufzeichnungen über röntgendiagnostische Maßnahmen	10 Jahre	RöV
	Nachweise über die Röntgenbelehrung der Mitarbeiterinnen	5 Jahre	

Nach Ablauf dieser Fristen sollten ältere Karteikarten und Unterlagen einmal jährlich aussortiert werden.

Ordnungs- und Orientierungshilfen

„Telefonfreie" Zeiten sind unerläßlich

Die Rezeptionshelferin hat in der Regel nicht nur Empfangs- und Auskunftaufgaben. Sie muß als Verwaltungshelferin oft gleichzeitig alle Abrechnungs- und Verwaltungsarbeiten erledigen. Diese Aufgabenfülle kann sie jedoch nicht bewältigen, wenn ununterbrochen Gespräche mit Patienten an der Rezeption zu führen sind oder das Telefon pausenlos klingelt. Es sollte deshalb unbedingt *„telefonfreie"* Zeiten geben, in denen der Anrufbeantworter eingeschaltet ist. Dazu bieten sich die Mittagszeiten an, in denen die Praxis ohnehin geschlossen ist. Die Anrufer werden dann per Band darauf hingewiesen, daß ihr Gespräch erst ab 15.00 Uhr entgegengenommen wird. Zu diesem Zweck kann das Band beispielsweise mit folgendem Text besprochen werden:

„Die Arztpraxis Dr. Herford ist zur Zeit leider nicht besetzt. Bitte rufen Sie zu den Sprechzeiten von 9.00 bis 12.00 Uhr oder von 15.00 bis 18.00 Uhr wieder an."

Gute Ausschilderung der Praxisräume

Eine gute *Ausschilderung der Praxisräume* stellt eine weitere Arbeitserleichterung dar. Denn es ist für das Praxispersonal lästig, den Patienten immer wieder den Ausgang, die Toilette, das Wartezimmer oder den Behandlungsraum zeigen zu müssen. Umkleideräume, das Praxislabor sowie das Chefbüro sollten deutlich mit einem Aufkleber „Zutritt nur für Praxispersonal" gekennzeichnet werden, damit Patienten nicht unvermutet die Mitarbeiterinnen etwa beim Umkleiden oder in ähnlichen unangenehmen Situationen überraschen.

Eine gut leserliche Beschriftung der Türen erleichtert das Auffinden jeden Raumes. In großen Praxen ist durchaus eine regelrechte Ausschilderung angebracht, die den Weg zum Röntgenraum, zu Patiententoiletten oder mehreren Wartezonen weist.

Übersichtlicher und aufgeräumter Patientenempfang

Oftmals ist die Rezeptionstheke vollgepackt mit Informationsmaterial, der eingehenden Tagespost, Werbung und anderen Stapeln von Papier. Dies schafft nicht nur den Eindruck der Unordnung, sondern stellt auch nahezu eine Barriere zwischen der Rezeptionshelferin und dem Patienten dar.

Zur Unterschriftsleistung oder zum Ausfüllen des eventuellen Patientenfragebogens benötigt der *Patient* zudem ausreichend *Platz an der Rezeption*. Neuere Rezeptionstheken haben sogar oft eine angebaute Tischecke, an der die Patienten sich hinsetzen und die notwendigen Schreibarbeiten in Ruhe erledigen können.

Ablagenstrukturierung durch farbige Ordner

Farblich gekennzeichnete Ordner bringen Struktur in Ihre Ablage. Verschiedenfarbige Ordner oder Ordnerrücken für Rechnungen, Mahnungen, Fremdlaborarbeiten usw. erleichtern das Auffinden von Vorgängen und beleben ihren Arbeitsbereich optisch.

Checklisten mit genau aufgeführten Aufgabenschritten, die am Vorabend oder am Morgen vor der Praxisöffnung zu erledigen sind, dienen der Vor- und Nachbereitung des Arbeitstages. Die Praxisräume werden dadurch in aufgeräumtem Zustand hinterlassen, und am nächsten Tag wird durch wenige vorbereitende Maßnahmen der Betriebszustand wiederhergestellt.

Derartige Checklisten gehen mit der Zeit in „Fleisch und Blut" über, so daß im einzelnen in ihnen nicht mehr nachgeschaut werden muß. Sie sollten für jeden wichtigen Praxisbereich (z. B. Behandlungsbereich, Rezeption, Röntgenraum usw.) erstellt werden, aber auch nicht zu umfangreich sein (höchstens 10 Punkte je Bereich).

Verwendung von Checklisten als Hilfsmittel zur Vor- und Nachbereitung

EDV-Organisation

Rationalisierung der Praxisorganisation durch EDV

Ein großer Teil der in einer Arztpraxis anfallenden Verwaltungsaufgaben besteht aus gleichartigen Arbeiten, deren Erledigung viel Zeit erfordert: Karteiführung, Rechnungserstellung, Erstellung von Begründungen, Patientenschreiben, Überwachung des Zahlungsverkehrs usw.

Der Einsatz der elektronischen Datenverarbeitung (EDV) in der Arztpraxis kann diesen Zeitaufwand und damit den gesamten Verwaltungsaufwand deutlich vermindern.

Dieser Rationalisierung der Praxisorganisation durch EDV stehen Kosten für die Anschaffung und Unterhaltung der in der Praxis eingesetzten EDV-Systeme gegenüber. Hinzu kommen ferner Kosten für Schulungen der Praxisangehörigen und mögliche Akzeptanz- und Anlaufprobleme in der Einführungsphase. Langfristig führt diese Rationalisierungsmaßnahme jedoch zu einer spürbaren Senkung des Verwaltungsaufwandes und damit der Praxiskosten.

Einsatzmöglichkeiten der EDV in der Arztpraxis

Die Einsatzmöglichkeiten der EDV in der Arztpraxis sind vielfältig. Sie reichen von der einfachen Texterstellung durch die Nutzung eines Personalcomputers (PC) als „bessere Schreibmaschine", bis hin zu aufwendigen Mehrplatzsystemen, an denen nahezu alle Aufgaben der Praxisorganisation von allen Praxisangehörigen an verschiedenen Orten in der Praxis durchgeführt werden können.

Aufgabenbewältigung durch EDV-Einsatz

Grundsätzlich lassen sich Aufgaben in der Arztpraxis mit Hilfe der EDV bewältigen:

- Führen von Patientenkarteien (Stammdaten- und Befundverwaltung, Datenbank mit Chipkartenleseeinheit), Materialkartei, Recall-Kartei usw.
- Erstellung von Arztbriefen, Rezepten, Überweisungen, Rechnungen, Mahnungen, Gutachten, Zahlungsanweisungen, Laboraufträgen, Materialaufträgen usw.
- Vereinfachte Erstellung von ärztlichen Schreiben aus Standardtexten und Textbausteinen.
- Führen des Bestellbuches, Überwachung von Fristen und Terminen, Kalenderdaten.
- Verwaltung von Adressen, Anschriften und Telefonnummern.
- Durchführung der Privat- und Kassenliquidation (GOÄ-Abrechnung, Quartalsabrechnung mit Ergebnislisten und Statistik).
- Duchführen von Rechenvorgängen.
- Erstellen von Arbeits- und Anwesenheitsübersichten des Praxispersonals, Tagesprotokollen und Statistiken.
- Personalverwaltung.

- Wartezimmerlisten.
- Terminalnachrichtensystem (Nachrichtenaustausch über Bildschirm).
- Praxisbuchführung mit Erstellung des Jahresabschlusses und gegebenenfalls der Einkommensteuererklärung des Praxisinhabers.

Durch die ständige Neu- und Weiterentwicklung von speziellen Programmen für die Anwendung in ärztlichen Praxen nimmt der Aufgabenumfang, den EDV-Systeme in der Arztpraxis bewältigen können, immer weiter zu.

Der Einsatz von EDV-Systemen in der Arztpraxis schützt jedoch nicht vor Fehlern. Ein Computer kann nur das verarbeiten, was ihm eingegeben wurde. Insofern besteht die Möglichkeit von *Eingabefehlern* durch Praxisangehörige oder auch von *Programmfehlern,* die bei neu eingeführten und nicht ausreichend getesteten Programmprodukten auftreten können.

EDV-Einsatz schützt nicht vor Fehlern

Auswahl von EDV-Systemen

Eine zu schnell getroffene, unüberlegte Entscheidung bei der Auswahl von EDV-Systemen kann für die Arztpraxis zu erhöhten Anschaffungskosten, Anschaffung ungeeigneter EDV-Systeme und zu Problemen der Akzeptanz bei Praxisangehörigen und Patienten führen. Die Auswahl von EDV-Systemen für die Arztpraxis sollte daher systematisch in einzelnen Schritten ablaufen.

Systematisches Vorgehen bei der Auswahl

1. Schritt

Zur Auswahl von EDV-Systemen für die Arztpraxis muß der Arzt als Praxisinhaber zunächst festlegen, *welches Aufgabenspektrum* in der Praxis zukünftig *mit EDV-Unterstützung bewältigt* werden soll. Dabei sollten insbesondere jene Aufgaben berücksichtigt werden, die gegenwärtig einen besonders hohen Zeit- und Arbeitsaufwand erfordern, bei deren Erfüllung sich ständig Probleme ergeben oder unstrukturierte Arbeitsabläufe, über die die Mitarbeiter klagen.

Festlegung des Aufgabenspektrums

Hierzu ist zweckmäßigerweise mit Hilfe des Fragenkatalogs *(Fragen zur Praxisorganisation,* S. 80) eine *Situationsanalyse der gesamten Praxisorganisation* durchzuführen, wobei Schwachstellen aufgedeckt und Verbesserungsvorschläge direkt abgeleitet werden können. Anschließend ist anhand der Einsatzmöglichkeiten *(Einsatzmöglichkeiten der EDV in der Arztpraxis)* zu überprüfen, ob diese Verbesserungsvorschläge bzw. die eine oder andere „problematische" Aufgabe nicht mit EDV-Systemen bewältigt werden könnten.

Situationsanalyse der Praxisorganisation

Als *Ergebnis* dieser Situationsanalyse erhält der Arzt als Praxisinhaber eine Antwort auf die Frage, ob er etwa lediglich die Erstellung von Schreiben mit Hilfe von EDV-Systemen durchführen oder möglichst das gesamte Aufgabenspektrum der Praxisorganisation mit EDV-Unterstützung bewältigen lassen sollte.

2. Schritt

Aus dem Ergebnis der Situationsanalyse bzw. der Festlegung des Aufgabenspektrums lassen sich nun die *Anforderungen an das benötigte EDV-System* ableiten. Der Arzt als Praxisinhaber sollte sich hierzu die Aufgaben, die in seiner Praxis zukünftig mit Hilfe der EDV bewältigt werden sollen, genau notieren und damit zu Anbietern von Arztrechnern oder Computerhändlern gehen, um sich zunächst einen *Überblick* darüber zu verschaffen, ob seine speziellen Vorstellungen sich auch verwirklichen lassen und welche aktuellen Angebote es auf dem Markt überhaupt gibt.

Zusammenstellung der Anforderungen an das benötigte EDV-System

Marktüberblick verschaffen

> In dieser Phase sollte jedoch noch keine Kaufentscheidung getroffen werden!

Generell läßt sich hierzu festhalten, daß *einfache, nicht arztpraxisspezifische Anforderungen,* wie die Erstellung von Schreiben und Texten, die Verwaltung von Adressen, aber auch die Buchführung und Erstellung der Einkommensteuererklärung, durch *handelsübliche Programmprodukte,* die auf ebenfalls *gängigen PC-Typen* installiert werden, völlig ausreichen. Vorzuziehen für dieses relativ einfache Aufgabenspektrum wäre ein *Einplatzsystem* (Abb. **18**) für die Verwaltungshelferin, bestehend aus einem handelsüblichen PC und einem angeschlossenen Drucker (die zu empfehlenden technischen Spezifikationen sind aus dem *3. Schritt* zu entnehmen).

Erfüllung einfacher, nicht arztpraxisspezifischer Anforderungen durch handelsübliche Programmprodukte auf gängigen PC-Typen

Die Anschaffungskosten hierfür liegen je nach Ausstattung des PC und des Druckers bei etwa 5000–8000 DM. Um sich einen Überblick zu verschaffen, ist der Besuch von allgemeinen Computer-

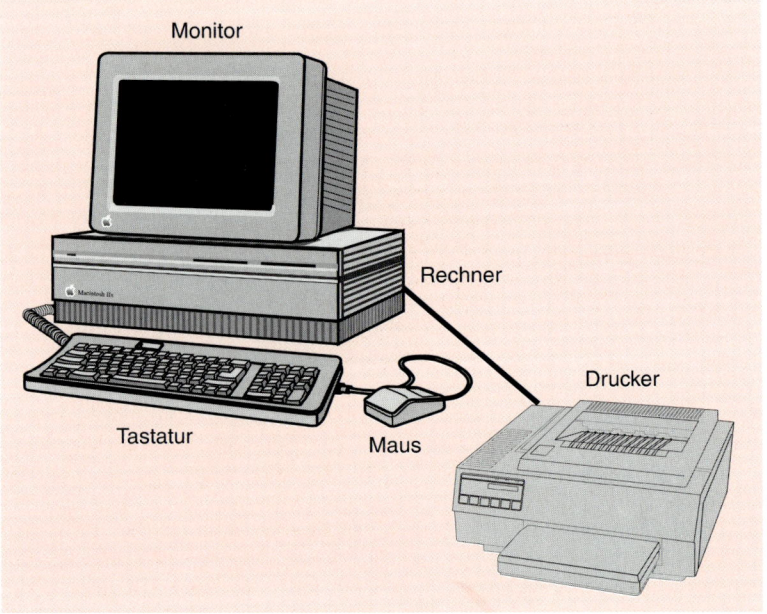

Abb. **18** Einplatzsystem

händlern völlig ausreichend, das Hinzuziehen von Arztrechneranbietern hingegen nicht notwendig.

Soll jedoch ein *arztpraxisspezifisches Aufgabenspektrum* erfüllt werden, etwa mit Karteiführung, Kassen- und Privatliquidation usw., so sind *spezielle Anwendungsprogramme* erforderlich. Für dieses erweiterte Aufgabenspektrum sind in der Regel Mehrplatzsysteme sinnvoll, bei denen der Rechner an einem zentralen Ort aufgestellt wird, aber mehrere Eingabegeräte (sogenannte Workstations mit Bildschirm und Tastatur) etwa in den Behandlungszimmern, an der Rezeption oder im Büro des Arztes vorhanden sind (Abb. **19**).

Erfüllung komplexer, arztpraxisspezifischer Anforderungen durch spezielle Anwendungsprogramme

Die erforderlichen Anwendungsprogramme und *erweiterten Rechnersysteme* finden sich nur in sogenannten Arztrechnern. Die Anbieter derartiger Systeme, und davon gibt es mittlerweile einige Dutzend, offerieren in der Regel auf die einzelnen Praxisbelange zugeschnittene Angebotspakete, die die komplette Hardware (Rechner, Monitore, Drucker usw.) und Software (Betriebssystem, Anwendungsprogramme usw.) bis hin zur Installation und Schulung des Praxispersonals beinhalten. Die Anschaffungskosten für ein derartiges System liegen zwischen ca. 15 000 DM und 50 000 DM, je nach Ausstattung und Serviceleistungen natürlich auch darüber.

Erweiterte Rechnersysteme

3. Schritt

Nachdem sich der Arzt als Praxisinhaber zunächst einen Überblick über das aktuelle Angebot an EDV-Systemen, die die Anforderungen seiner Praxis erfüllen, verschafft hat, ist die *Auswahlentscheidung* zu treffen.

Auswahlentscheidung treffen

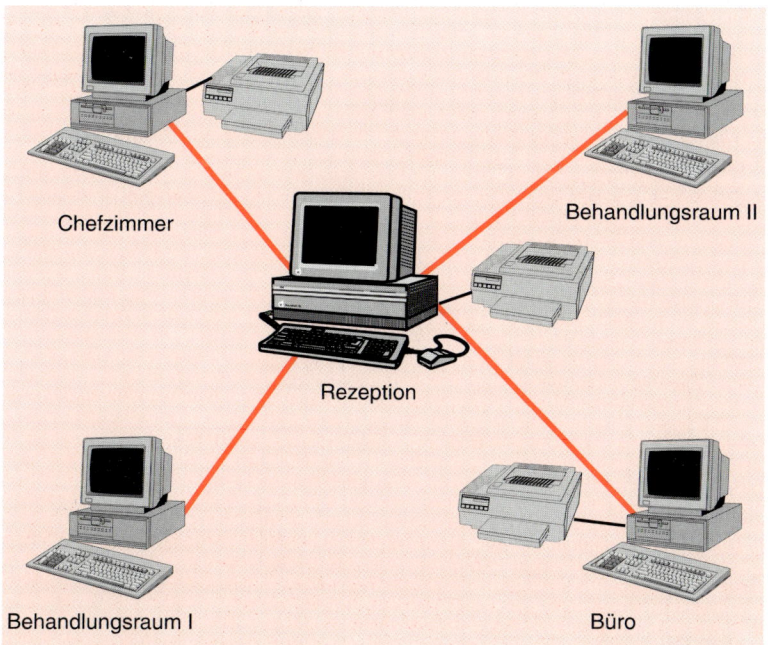

Abb. **19** Mehrplatzsystem

**Auswahlkriterien
berücksichtigen**

Bei der Auswahlentscheidung sollten folgende *Kriterien* berücksichtigt werden:

- Erfüllung der gestellten Anforderungen
- Ausstattung, Komfort, Leistung
- Benutzerfreundlichkeit
- Preis
- Wartungsfreundlichkeit
- Serviceumfang.

Anforderungserfüllung

Zunächst sind die Angebote dahingehend zu überprüfen, ob und inwieweit sie die *im 1. Schritt* aufgestellten und niedergeschriebenen *Anforderungen* erfüllen. Dabei sollte der Arzt und Praxisinhaber von seinen festgelegten Anforderungen auch etwa dann nicht abweichen, wenn ihm ein Verkäufer einreden möchte, daß das ein oder andere gar nicht notwendig sei, nur weil das von ihm angepriesene EDV-System nicht in der Lage ist, alle Anforderungen zu erfüllen. Möchte der Arzt z. B. die Materialkartei auf dem Rechner führen, dies aber mit dem angebotenen Programm nicht möglich ist, so sollte auf dieses Angebot verzichtet werden.

**Erfüllung der Kriterien
Austattung, Komfort,
Leistung**

Weitere wichtige Entscheidungskriterien sind die *Ausstattung,* der *Komfort* und die *Leistung* des angebotenen EDV-Systems. Hinsichtlich der Hardwareausstattung sollte ein *Einplatzsystem* für die einfache Verwaltung der Patientendaten, Texterstellung usw. die in Tab. **2** aufgelisteten technischen Spezifikationen besitzen.

Der *Prozessor* überwacht und steuert jeden einzelnen Schritt bei der Verarbeitung der Daten und ist zum wesentlichen Teil für die Verarbeitungsgeschwindigkeit des Rechners verantwortlich. Um eine möglichst hohe Verarbeitungsgeschwindigkeit zu erzielen und nicht lange Wartezeiten in Kauf nehmen zu müssen, sollte ein Prozessor mit heutzutage üblichen 66 MHz „Taktfrequenz" gewählt werden. Die *Festplatte* sollte ebenfalls groß genug sein, um eventuelle spätere Kapazitätserweiterungen, etwa durch zusätzliche Softwareprodukte, aufnehmen zu können. Das Speichervolumen des *Arbeitsspeichers* spielt bei der Beurteilung der Leistungsfähigkeit eines Rechners ebenfalls eine bedeutende Rolle. Es bestimmt die Anzahl der Zeichen, die der Arbeitsspeicher gleichzeitig aufneh-

Tabelle **2.** Hardwareausstattung eines für die Arztpraxis geeigneten EDV-Systems

Hardwarekomponente	Spezifikation
Prozessor	486er SX2-Prozessor 66 MHz
Festplatte	420 MB
Arbeitsspeicher	4 MB
Monitor	Colormonitor 35,6 (14″) oder 38,1 (15″), strahlungsarm, non-interlaced (flimmerfrei)
Laufwerk	3,5″ Diskettenlaufwerk + CD-ROM-Laufwerk
Drucker	Tintenstrahldrucker oder Laserdrucker

men und verarbeiten kann und sollte daher nicht unter 4 MB liegen (auch das ist heute üblicher Standardwert). Als *Monitor* sollte aus ergonomischen Gründen mindestens ein flimmerfreier sogenannter 14-Zoll- oder besser ein etwas größerer 15-Zoll-Bildschirm gewählt werden. Neben dem üblichen 3,5″-Disketten-*Laufwert* ist ein CD-ROM-Laufwerk ratsam, da sich die CD als Datenträger aufgrund zahlreicher Vorteile gegenüber der Diskette langfristig durchsetzen wird. Nadel- oder sogenannte Matrixdrucker sind zwar preisgünstig, erzeugen aber qualitativ relativ schlechte Druckbilder. Daher sollte ein *Tintenstrahldrucker* oder ein *Laserdrucker* gewählt werden, wobei der Laserdrucker, der etwas teurer in der Anschaffung ist, sich in der Regel durch Wartungsfreundlichkeit und hohe Druckleistungen/-qualitäten auszeichnet.

Bei der *Hardwareausstattung* von *Mehrplatzsystemen* sind für Monitore und Drucker im Grunde die gleichen technischen Spezifikationen zu empfehlen. Für den Aufbau eines kleineren Netzwerkes mit 4 Arbeitsplätzen reicht auch die oben angegebene Spezifikation des Rechners aus, wobei der zusätzlich im Rechner erforderliche File-Server nicht weniger als 340 MB haben sollte.

Die *Benutzerfreundlichkeit* hängt im wesentlichen von der installierten *Softwareausstattung* ab. Dazu zählt vor allen Dingen die sogenannte Anwendungssoftware. Das sind jene Programme, die über die bloßen Betriebsfunktionen des Rechners hinausgehen und die Lösung der gewünschten Aufgaben wie Texterstellung, Buchhaltung, Abrechnungsarbeiten usw. ermöglichen. Um die Benutzerfreundlichkeit zu testen, sollte der Arzt als Praxisinhaber in jedem Fall die Praxisangehörigen hinzuziehen, die später mit dem anzuschaffenden EDV-System arbeiten sollen. Das Arbeiten mit den Programmen sollte leicht erlernbar sein und möglichst durchgehend bei allen Funktionen keine Probleme bereiten. Eine weitere Möglichkeit besteht darin, bei Arztkollegen, die schon länger ein bestimmtes System nutzen, nach deren Erfahrungen damit zu fragen.

Erfüllung des Kriteriums Benutzerfreundlichkeit

Ein weiteres entscheidendes Auswahlkriterium ist natürlich der *Preis*. Insbesondere bei Arztrechnern ist hier Vorsicht geboten: Billigangebote bestehen oft aus qualitativ geringwertigen Hardwareprodukten und Anwendungsprogrammen, die noch nicht hinreichend ausgetestet sind. Hierbei kann es oft zu langwierigen Problemen kommen, wobei der Nutzungsausfall und die Wartungskosten höher sind, als der eventuell höhere Anschaffungspreis etablierter Produkte. Bei Arztrechnersystemen, die schon länger auf dem Markt sind, sollten aber duchaus Preisvergleiche angestellt werden. Hierbei ist allerdings nicht nur auf den Anschaffungspreis zu achten, sondern vor allen Dingen auf die Folge- und Nebenkosten, die sich mit der Anschaffung eines EDV-Systems für die Arztpraxis ergeben (können): Dienstleistungen, wie Programminstallationen, Netzwerkinstallationen, Programmpflege (Erneuerung der Anwendungsprogramme bei Änderungen z.B. der Abrechnungsbestimmungen), Hotline-Service (telefonische Beratung bei Problemen), Kosten für Leihkomponenten bei Störungen, Schulung der Praxisangehörigen (Erstschulung, Ersthilfe bei Quartalsabrechnung, Schulung vor Ort in der Praxis usw.

Preiskriterium

Daher sollten stets nur Inklusivpreise verglichen werden!

Auch ist das Festlegen einer *Preisobergrenze* ratsam, die nicht oder nur geringfügig überschritten werden sollte.

Erfüllung des Kriteriums Wartungsfreundlichkeit

Ein weiteres Kriterium ist die *Wartungsfreundlichkeit* und der Wartungsservice. Hierunter ist die Instandsetzung und die Instandhaltung aller Hard- und Softwarekomponenten zu verstehen. Die *Vollwartung* bezieht sich auf die Erbringung aller Wartungsleistungen gegen Zahlung eines Pauschalbetrages. Sie ist der *Wartung im Bedarfsfall* vorzuziehen, da keine gesonderten Kosten für Anfahrt, Arbeitszeit und Material in Rechnung gestellt werden, was bei störungsanfälligen Systemen teuer werden kann. Das Angebot sollte daher einen *Vollwartungsvertrag mit möglichst langer Laufzeit* (mindestens 5 Jahre) enthalten. Ferner sollte eine möglichst *geringe Reaktionszeit* zwischen Fehlermeldung und Fehlerbehebung garantiert und für den Schadensfall eine *Ausweichanlage* kurzfristig zur Verfügung gestellt werden. Es ist ferner darauf zu achten, daß der Wartungsvertrag fester *Bestandteil* des Kaufvertrages ist.

Erfüllung des Kriteriums Serviceleistungen

Als *Serviceleistungen* sollten im Angebot auf jeden Fall die *Programmpflege,* das heißt die Aktualisierung der installierten Programme bei eintretenden Änderungen, sowie der sogenannte *Hotline-Service* als kostenlose telefonische Beratung bei Bedienungsfehlern, auftretenden Problemen, Bedienungshinweisen usw. enthalten sein. Die erforderlichen *Schulungsmaßnahmen* des Praxispersonals sollten vor Ort (in der Praxis) durchgeführt werden, denn nur auf diese Weise werden die individuellen Belange der Praxis hinreichend berücksichtigt. Ferner ist es zweckmäßig, Angebote, die in die engere Wahl kommen, im Rahmen einer *kostenlosen Probeinstallation* für die Dauer von etwa 30 Tagen im Praxisbetrieb zu testen. Dies hat den Vorteil, daß zum einen die arbeitsergonomischen Bedingungen der Praxis (Lichtverhältnisse, Platzbedarf usw.) berücksichtigt werden, zum anderen die Praxisangehörigen die Möglichkeit haben, das EDV-System probeweise zu bedienen.

Entscheidungstabelle zur Auswahlentscheidung

Um die Auswahlentscheidung unter Berücksichtigung aller genannten Kriterien zu erleichtern, ist es zweckmäßig die einzelnen Angebotsalternativen in einer *Entscheidungstabelle* (Tab. **3**) gegenüberzustellen und hinsichtlich der Erfüllung der einzelnen Kriterien Punkte zu vergeben, wobei die Punkteskala von 1 bis 5 reichen könnte:

5 = Kriterium wird voll erfüllt
4 = Kriterium wird weitestgehend erfüllt
3 = Kriterium wird ausreichend erfüllt
2 = Kriterium wird nur zum Teil erfüllt
1 = Kriterium wird überhaupt nicht erfüllt.

Unterschiedliche Gewichtung einzelner Kriterien

Erscheint das eine oder andere Kriterium für den Arzt als Praxisinhaber von besonderer Bedeutung, so sind zusätzlich *Gewichtungen* zu vergeben. Nimmt der Preis beispielsweise die herausragende Rolle bei der Kaufentscheidung ein, so muß er ein höheres Gewicht bei der Bewertung erhalten, als etwa die übrigen Kriterien. Bei der Gewichtung wird ihm daher z. B. ein Anteil von 40 % gegeben, während die übrigen 60 % auf die verbleibenden Kriterien aufge-

Tabelle **3.** Entscheidungstabelle

Kriterien	Angebots-alternative 1	Angebots-alternative 2	Angebots-alternative 3
Erfüllung der gestellten Anforderungen			
Ausstattung/ Komfort/Leistung			
Benutzer-freundlichkeit			
Preis			
Wartungsfreund-lichkeit			
Serviceumfang			
Punktesumme			

teilt werden. Die Punktwerte für das Kriterium Preis sind somit je Angebotsalternative mit 0,4 und für die restlichen Kriterien mit 0,12 zu multiplizieren.

Der Angebotsalternative mit der höchsten Punktesumme sollte letztendlich der Vorzug bei der Kaufentscheidung gegeben werden.

4. Schritt

Nachdem die Auswahlentscheidung gefallen ist, wird der Kauf durch den Abschluß eines entsprechenden *Kaufvertrags* vollzogen. Dieser Kaufvertrag sollte folgende wichtige Punkte enthalten:

Abschluß des Kauf-vertrags mit wichtigen Bestandteilen

- Verpflichtung des Lieferanten, Geräte und Programme zu liefern, die gesamte Anlage zu installieren, zu testen und in Betrieb zu setzen.
- Festschreibung des vereinbarten Preises in deutscher Währung.
- Keinerlei Zahlungsverpflichtung vor Abnahme des einwandfrei arbeitenden Systems.
- Genauer Zeitplan mit Terminsetzung für die Lieferung, Installation und Inbetriebnahme.
- Sicherstellung der Ersatzteilbevorratung für die Dauer von mindestens 10 Jahren.
- Wartungsvertrag für die Vollwartung als Pauschalleistung als fester Bestandteil des Kaufvertrags.
- Mitlieferung ausreichender Bedienungsanleitungen und Dokumentationen für den Betrieb der Anlage, Geräte und Software in deutscher Sprache mit Aktualisierungsgarantie für die Dauer von 10 Jahren nach erfolgter Abnahme.
- Schulung und Einweisung des Praxispersonals.
- Gewährleistungsfrist für die Dauer von 12 Monaten nach Abnahmedatum mit der Verpflichtung, alle in dieser Zeit auftretenden Mängel kostenlos zu beheben.
- Haftung für verborgene Fehler, die bei der Abnahme der Anlage nicht sofort erkennbar sind, durch den Lieferanten.
- Untersagung von Unterverträgen oder Abtretung von Leistungen an Dritte.

- Verletzungen von Urheberrechten und Schutzrechten der Software gehen zu Lasten des Lieferanten.
- Werbung durch den Lieferanten ist nur mit Zustimmung des Arztes zulässig.

Einführung von EDV-Systemen

Anfangsprobleme sind die Regel

Die Einführungsphase von EDV-Systemen in Arztpraxen verlangt eine gründliche Vorbereitung. Die Umstellung von einer manuell geführten Praxisorganisation auf eine Organisation mit EDV-Unterstützung kann nicht im Schnellverfahren durchgeführt werden. Gerade zu Beginn der Nutzung der neuen Geräte und Programme kommt es immer wieder zu Bedienungsfehlern, Pannen oder sonstigen Schwierigkeiten, die aber in der Regel nach der Gewöhnungszeit an das neue System behoben sind.

Schaffung der räumlichen Voraussetzungen

Zunächst sind im Rahmen der Einführung die *räumlichen Voraussetzungen* zu schaffen. Sie betreffen die notwendigen Stromanschlüsse, bei Mehrplatzsystemen zusätzliche Kabelverbindungen, Beleuchtung, Computermobiliar usw. Bei der Ausstattung der Arbeitsplätze sollten die Vorstellungen der Praxisangehörigen einbezogen und etwa Beleuchtungsstärke und Arbeits- bzw. Sitzpositionen den jeweiligen persönlichen Arbeitsbedürfnissen angepaßt werden.

Sofortige Totalumstellung vermeiden

Der eigentliche *Umstellungsvorgang* kann auf verschiedene Arten vollzogen werden. Von einer *sofortigen Totalumstellung* nach Inbetriebnahme der Anlage ist in jedem Fall *abzuraten*. Gerade in der Anlaufphase kommt es immer zu Schwierigkeiten und die Gefahr besteht, daß es bei einer sofortigen Totalumstellung zum Zusammenbruch der gesamten Organisation kommen kann. Die Praxisangehörigen müssen dann zu den herkömmlichen Verfahren greifen und werden das neue System gänzlich ablehnen.

Bei einer *Teilumstellung* hingegen werden die einzelnen Bereiche, die zukünftig EDV-gestützt durchgeführt werden sollen, nach und nach umgestellt. Immer dann, wenn ein Teilbereich einwandfrei funktioniert (z. B. die Materialwirtschaft oder die Quartalsabrechnung), wird mit der Umstellung des nächsten Teilbereichs begonnen. Dieses Verfahren ist zwar langwieriger, führt aber, insbesondere wenn mit einfachen Teilbereichen wie der Textverarbeitung begonnen wird, zu raschen Erfolgen und einer Erhöhung der Akzeptanz bei den Praxisangehörigen.

Sehr aufwendig ist eine *Parallelumstellung,* bei der alle Funktionen für einen gewissen Zeitraum sowohl mit dem EDV-System als auch parallel dazu mit den herkömmlichen Methoden durchgeführt werden. Erst wenn alle Teilbereiche der Praxisorganisation einwandfrei mit Hilfe der neuen EDV-Anlage funktionieren, erfolgt der Verzicht auf die bisherigen Arbeitsweisen. Dies bedeutet für den Zeitraum des Parallelbetriebs einen erhöhten Arbeits- und Kostenaufwand, vermeidet jedoch Arbeitsunterbrechungen und bietet den direkten Vergleich zwischen den bisherigen Verfahren und den neuen Möglichkeiten. Anpassungen und Korrekturen können direkt vorgenommen werden.

Ein Problem bei der Einführung von EDV-Systemen in Arztpraxen ist die *Akzeptanz durch das Praxispersonal.* Sie kann von Begeisterung über Gleichgültigkeit bis hin zur Ablehnung reichen. Insbesondere ältere Mitarbeiter/-innen, die lange Jahre mit herkömmlichen, in ihren Aufgaben bewährten Verfahren gearbeitet haben, neigen zu Ablehnungsreaktionen: mangelnde Kooperationsbereitschaft, Absinken von Arbeitsmotivation und -leistung, höhere Fehlerquoten, erhöhte Fehlzeiten, Krankheit usw.

Die Ablehnung durch Praxisangehörige beruht in der Angst,

- den neuen Anforderungen nicht gewachsen zu sein
- zu versagen
- vor dem unmittelbaren Kontakt mit der Technik
- vor dem Überflüssigwerden erworbener und bewährter Kenntnisse
- neue Fertigkeiten erwerben zu müssen.

Akzeptanz des neuen Systems durch das Praxispersonal fördern

Um derartige Akzeptanzprobleme zu vermeiden, ist es wichtig, daß die Praxisangehörigen bereits so früh wie möglich an dem Entscheidungsprozeß zur Einführung eines EDV-Systems in der Arztpraxis beteiligt werden. Bekommen sie etwas vorgesetzt, was der Arzt bestimmt hat, so wird die Bereitschaft zur Identifikation mit der neuen Technik nicht sehr groß sein. Können sie aber bei der Anschaffung, der Auswahl und Einführung mitbestimmen, so eignen sie sich über eine verbesserte positive Grundeinstellung nicht nur schneller das nötige Wissen an, sondern erleben bei der gemeinsamen Problembewältigung auch Teamarbeit und Teamgeist, was zu einer gleichzeitigen Verbesserung des Arbeitsklimas führen kann. Wichtig ist hierbei für den Arzt als Praxisinhaber, das Gespräch mit seinen Mitarbeiter/-innen zu suchen, ihre Einwände und Sorgen ernst zu nehmen und vor allen Dingen, auch inoffizielle „Rangordnungen" innerhalb des Praxispersonals zu beachten. Ältere Praxisangehörige dürfen sich gegenüber jüngeren, die vielleicht einen leichteren Zugang zur Anwendung von EDV haben, nicht zurückgesetzt fühlen.

Fragenkatalog zur Praxisorganisation

Mit den folgenden Fragen können Sie die Organisation Ihrer Arzt-praxis überprüfen. Ist die jeweilige Frage uneingeschränkt mit „ja" beantwortbar, bedarf Ihre Praxisorganisation in diesem Punkt kaum einer Verbesserung. Fragen, die mit „nein" beantwortet werden, weisen auf verbesserungswürdige Zustände in Ihrer Praxis hin. Zum leichteren Auffinden von jeweils geeigneten Verbesserungsvorschlä-gen ist im Anschluß an die einzelne Frage in Klammern die Seiten-zahl aufgeführt, unter der Sie im vorstehenden Text des Buches die jeweiligen Informationen entnehmen können.

Fragen zur Materialwirtschaft

		Ja	Nein
1.	Werden mehrere Preisangebote bei Materialbeschaffung eingeholt und miteinander verglichen? (S. 14)	☐	☐
2.	Werden Skontonachlässe berücksichtigt und in Anspruch genommen? (S. 15)	☐	☐
3.	Werden Sonderangebote berücksichtigt? (S. 14)	☐	☐
4.	Wird der Versuch unternommen, mit den Lieferanten Sonderkonditionen auszuhandeln? (S. 14)	☐	☐
5.	Sind Ihre Lieferanten pünktlich und zuverlässig? (S. 15)	☐	☐
6.	Wird vor jeder Bestellung mit dem Arzt und den Kolleginnen abgesprochen, ob das zu bestellende Material noch genutzt oder ausgetauscht werden soll? (S. 15)	☐	☐
7.	Werden regelmäßig Informationen über rationellere und wirtschaftlichere Neuerungen durch den Arzt wahrgenommen und weitergegeben bzw. umgesetzt? (S. 15)	☐	☐
8.	Werden kostenlose Ärztemuster angefordert, um neue Mittel/neues Material zu testen? (S. 15)	☐	☐
9.	Wird eine Materialkartei geführt? (S. 16)	☐	☐
10.	Wenn ja, ist die Materialkartei auf dem aktuellsten Stand und enthält sie alle wichtigen Daten? (S. 16)	☐	☐
11.	Werden Mindestreservemengen bereitgehalten? (S. 18)	☐	☐
12.	Werden regelmäßig Gesamtbestellungen durchgeführt? (S. 17)	☐	☐
13.	Wird das Verfallsdatum einzelner Materialien überwacht? (S. 17)	☐	☐

	Ja	Nein

14. Ist das gesamte in der Praxis benötigte Verbrauchsmaterial in der Materialkartei erfaßt? (S. 19)

15. Wird das Material bei Lieferung auf Vollzähligkeit und Vollständigkeit hin kontrolliert? (S. 19)

16. Sind in der Praxis materialgerechte Lagerungsmöglichkeiten vorhanden? (S. 19)

17. Gibt es in der Praxis Möglichkeiten, bestimmte Materialien kühl zu lagern, um deren Gebrauchsfähigkeit gegebenenfalls zu verlängern? (S. 19)

18. Werden in Kühlschränken, in denen Praxismaterial lagert, Lebensmittel aufbewahrt? (S. 19)

19. Wird häufig benötigtes Verbrauchsmaterial dezentral in den Behandlungsräumen gelagert? (S. 19)

20. Wird das Anlegen von Hamstervorräten vermieden? (S. 14)

21. Wird mit Material und Instrumenten sparsam und sorgfältig umgegangen? (S. 20)

22. Sind ausreichend Meßbecher zur genauen Dosierung vorhanden? (S. 20)

23. Ist jeder Helferin ein „eigener" Verantwortungsbereich für Wartungs- und Pflegearbeiten fest zugeteilt? (S. 20)

Fragen zum Bestellsystem

	Ja	Nein

1. Werden die Patienten über das Bestellsystem informiert? (S. 21)

2. Werden sie angehalten, bei Verhinderung rechtzeitig den vereinbarten Termin abzusagen? (S. 21)

3. Werden sie vor größeren Behandlungsvorhaben nochmals an ihren Termin (telefonisch) erinnert? (S. 22)

4. Falls die Behandlung mehrere Termine erfordert: Werden diese Termine frühzeitig mit Arzt und Patient abgesprochen und geplant? (S. 23)

5. Werden die Patienten bei auftretenden Verzögerungen über den Grund ihres Wartens informiert? (S. 23)

6. Findet die *fraktionierte Wartezeit* Anwendung? (S. 23)

7. Werden die Termine ausschließlich von der damit beauftragten Rezeptionshelferin vergeben? (S. 23)

8. Finden ausreichende Pufferzeiten- und Notfallzonen in der Terminplanung Berücksichtigung? (S. 23)

	Ja	Nein
9. Wird der durchschnittliche Zeitbedarf des Arztes für einzelne Behandlungsarten zum Zwecke der Berücksichtigung bei der Terminplanung ermittel? (S. 24)	☐	☐
10. Wird der Versuch unternommen, Patienten bei kurzfristiger Abkömmlichkeit in entstandene Lücken zu schieben? (S. 24)	☐	☐
11. Werden telefonisch vereinbarte Termine durch das Nachsenden des Terminzettels bestätigt? (S. 24)	☐	☐
12. Werden bei der Terminvergabe die Pausen und Praxisöffnungszeiten in ausreichendem Maße berücksichtigt? (S. 25)	☐	☐
13. Finden Terminzettel mit Durchschriftmöglichkeit Verwendung? (S. 26)	☐	☐
14. Wird ein übersichtlicher Terminplaner mit ausreichendem Platz als Terminbuch verwendet? (S. 26)	☐	☐
15. Werden die Eintragungen darin mit Bleistift vorgenommen? (S. 26)	☐	☐
16. Sind die Eintragungen im Terminbuch gut lesbar? (S. 27)	☐	☐
17. Werden alle wichtigen Termine in das Terminbuch eingetragen? (S. 27)	☐	☐
18. Ist das Terminbuch mindestens 6 Monate im voraus führbar? (S. 26)	☐	☐

Fragen zur Behandlungsplanung

	Ja	Nein
1. Wird die Behandlungsplanung für den einzelnen Patienten auf einem Formular (Behandlungsblatt) festgehalten? (S. 27)	☐	☐
2. Finden alle durchzuführenden Behandlungsschritte auf diesem Formular Platz? (S. 27)	☐	☐
3. Werden bei den Eintragungen auf dem Behandlungsblatt gebräuchliche Abkürzungen verwendet? (S. 28)	☐	☐
4. Werden die vereinbarten Termine zur Behandlung neben dem Terminbuch auch auf dem Behandlungsblatt eingetragen? (S. 28)	☐	☐
5. Wird das Behandlungsblatt mit in der Karteikarte aufbewahrt? (S. 28)	☐	☐
6. Erfolgen die Eintragungen in das Behandlungsblatt direkt während der Behandlung? (S. 28)	☐	☐
7. Werden Art und Länge der geplanten Behandlungen eingetragen? (S. 28)	☐	☐

	Ja	Nein
8. Werden kleine „Eigenarten" des Patienten vermerkt? (S. 29)	☐	☐
9. Wird das Behandlungsblatt von der Assistenzhelferin vollständig ausgefüllt? (S. 29)	☐	☐
10. Wird es von ihr nach der Verabschiedung des Patienten direkt an die Rezeptionshelferin weitergegeben? (S. 29)	☐	☐
11. Werden die Besprechungstermine des Patienten ausreichend vorbereitet? (S. 29)	☐	☐
12. Fallen die Kostenberechnungen oft zu hoch/zu niedrig aus? (S. 29)	☐	☐
13. Werden die Kostenvorausschätzungen dem Patienten eröffnet? (S. 29)	☐	☐
14. Wird das Terminbuch zu Vorbereitungszwecken täglich auf die am nächsten Tag anliegenden Behandlungen überprüft? (S. 29)	☐	☐
15. Werden bei der Behandlungsplanung Tageszeiten, Wochenenden oder Feiertage berücksichtigt? (S. 30)	☐	☐
16. Werden chirurgische Eingriffe *nicht* für den Abend oder den Freitag eingeplant? (S. 30)	☐	☐
17. Wird das Hintereinanderlegen von gleichartigen Behandlungen vermieden? (S. 30)	☐	☐

Fragen zur Abrechnungsorganisation

	Ja	Nein
1. Wird mit der Quartalsabrechnung frühzeitig vor dem Einreichungstermin begonnen? (S. 32)	☐	☐
2. Werden Praxisschließungszeiten zu Abrechnungszwecken durch konzentrierten Einsatz möglichst vieler Helferinnen so kurz wie möglich gehalten? (S. 32)	☐	☐
3. Werden Auszubildende in die Abrechnungsarbeiten miteinbezogen? (S. 32)	☐	☐
4. Besteht ein Mindestvorrat an allen zu Abrechnungszwecken benötigten Formblättern? (S. 33)	☐	☐
5. Werden alle Behandlungsarbeiten ausführlich dokumentiert? (S. 33)	☐	☐
6. Werden Laborrechnungen usw. frühzeitig angefordert? (S. 33)	☐	☐
7. Werden Begründungen und Röntgenbefunde angegeben? (S. 33)	☐	☐
8. Werden nachträgliche Leistungen überprüft und bei der Abrechnung berücksichtigt? (S. 34)	☐	☐
9. Wird die durchgeführte Abrechnung abschließend auf der Karteikarte vermerkt? (S. 34)	☐	☐

		Ja	Nein
10.	Werden die Einreichungstermine eingehalten? (S. 34)	☐	☐
11.	Werden die einzureichenden Unterlagen abschließend auf die Unterschriftsleistung des Arztes hin kontrolliert? (S. 34)	☐	☐
12.	Werden neue Formulare umgehend mit dem KV-Stempelaufdruck versehen? (S. 34)	☐	☐
13.	Wird darauf geachtet, daß die eingereichten Unterlagen nach Krankenkassen getrennt und für jede Kasse alphabetisch, nach MFR geordnet, fortlaufend numeriert und gebündelt werden? (S. 35)	☐	☐
14.	Werden auf ausdrücklichen Wunsch des Patienten erbrachte Leistungen als solche gekennzeichnet? (S. 35)	☐	☐
15.	Werden die Privatabrechnungen erst nach Beendigung der gesamten Behandlung erstellt? (S. 36)	☐	☐
16.	Werden kleinere Privatabrechnungen in Zusammenhang mit der Quartalsabrechnung erstellt? (S. 36)	☐	☐
17.	Wird bei sofortiger Bezahlung durch den Patienten die Rechnung als bezahlt quittiert? (S. 36)	☐	☐
18.	Wird ein Rechnungskontrollbuch geführt? (S. 36)	☐	☐

Fragen zur Karteiführung

		Ja	Nein
1.	Werden auf den Karteikarten alle wichtigen Daten vermerkt? (S. 38)	☐	☐
2.	Erfolgen die Eintragungen nicht zu ausführlich? (S. 38)	☐	☐
3.	Werden wichtige Sachverhalte eingetragen? (S. 38)	☐	☐
4.	Werden dazu Abkürzungen verwendet? (S. 38)	☐	☐
5.	Erfolgen die Eintragungen auf den Karteikarten sauber und gut leserlich? (S. 38)	☐	☐
6.	Werden die Eintragungen direkt oder zumindest täglich durch den Arzt auf Vollständigkeit kontrolliert? (S. 39)	☐	☐
7.	Werden Karteikarten mit Taschen verwendet? (S. 39)	☐	☐
8.	Werden die einzelnen Behandlungsgebiete farbig oder durch Steckreiter hervorgehoben? (S. 39)	☐	☐
9.	Wird eine Trennung in Privat- und Kassenpatienten vermieden? (S. 39)	☐	☐
10.	Werden die Karteikarten lediglich zur Behandlung entnommen und anschließend direkt wieder einsortiert? (S. 39)	☐	☐
11.	Werden Karteikarten von Patienten, die seit mehreren Jahren nicht mehr in Behandlung waren, regelmäßig aussortiert? (S. 39)	☐	☐

Fragen zur Laborterminierung

	Ja	Nein
1. Werden alle notwendigen Unterlagen richtig und vollständig an das Labor geschickt? (S. 40)	☐	☐
2. Wird mit der fertiggestellten Laboruntersuchung die Rechnung direkt mitgeliefert? (S. 40)	☐	☐
3. Wird die Terminabsprache mit dem Labor schriftlich durchgeführt? (S. 40)	☐	☐
4. Wird für das Eigenlabor – falls vorhanden – ein Terminplan erstellt? (S. 41)	☐	☐
5. Wird bei Laboruntersuchungen eine Pufferzeit miteingerechnet? (S. 41)	☐	☐
6. Werden beim Postversand von Laboruntersuchungsaufträgen Stoßzeiten wie Weihnachten, Ostern usw. berücksichtigt? (S. 42)	☐	☐
7. Werden Labortermine anhand des Bestellbuches täglich überprüft? (S. 42)	☐	☐
8. Werden dem Labor wichtige Änderungen mitgeteilt? (S. 42)	☐	☐

Fragen zu Praxismarketing und Patientenbetreuung

	Ja	Nein
1. Ist für die Arztpraxis eine Standortbestimmung durchgeführt worden? (S. 43)	☐	☐
2. Wurden Praxisziele und Zielgruppen bestimmt? (S. 43)	☐	☐
3. Findet die Auswahl und der Einsatz von Marketinginstrumenten statt? (S. 44)	☐	☐
4. Wird der Versuch unternommen, in der Praxis eine Corporate identity zu bilden und zu „leben"? (S. 44)	☐	☐
5. Gibt es in der Praxis ein Corporate design? (S. 45)	☐	☐
6. Werden Marketinginstrumente aus den Bereichen der Kommunikations-, der Leistungs- und der Entgeltpolitik angewendet? (S. 46)	☐	☐
7. Wird dem Informationsbedürfnis des Patienten Rechnung getragen? (S. 47)	☐	☐
8. Werden Werbeverbote beachtet? (S. 47)	☐	☐
9. Werden Aktivitäten innerhalb der Praxis aufgrund der Werbefreiheit stärker ausgenutzt? (S. 49)	☐	☐
10. Wird der Aufenthalt im Wartezimmer möglichst angenehm gestaltet? (S. 49)	☐	☐

		Ja	Nein
11.	Werden im unmittelbaren und im weiteren Umfeld der Praxis Werbemittel eingesetzt? (S. 49)	☐	☐
12.	Findet ein richtiger Umgang und eine ebensolche Kommunikation mit dem Patienten statt? (S. 50)	☐	☐
13.	Ist die Praxis hell, freundlich und farbig gestaltet? (S. 51)	☐	☐
14.	Wird auf den Gebrauch allzu geruchsintensiver Desinfektionsmittel verzichtet? (S. 52)	☐	☐
15.	Ist der Praxiszugang ausreichend ausgeschildert? (S. 53)	☐	☐
16.	Werden einfallsreiche Terminkärtchen ausgegeben? (S. 53)	☐	☐
17.	Wird zum Schriftverkehr ein originelles, seriöses Briefpapier verwendet? (S. 53)	☐	☐
18.	Wird eine farbige, einheitliche Berufskleidung getragen? (S. 54)	☐	☐
19.	Achten die Praxisangehörigen auf ihr äußeres Erscheinungsbild? (S. 54)	☐	☐
20.	Wird ein Recallsystem angewendet? (S. 54)	☐	☐
21.	Wird von den Patienten bei Erstbehandlung ein Anmeldebogen ausgefüllt? (S. 54)	☐	☐
22.	Werden bei Patienten, die länger nicht in der Praxis waren, bei erneuter Terminvergabe die persönlichen Daten überprüft? (S. 55)	☐	☐
23.	Wird die Kontaktaufnahme bei jüngsten Patienten kindgerecht gestaltet? (S. 55)	☐	☐
24.	Wird die Möglichkeit, Teilzahlungen zu leisten, eingeräumt? (S. 56)	☐	☐
25.	Werden zielgruppenorientierte Serviceleistungen angeboten? (S. 56)	☐	☐

Fragen zur Personalführung und Mitarbeitermotivation

		Ja	Nein
1.	Werden alle Praxisangehörigen, die sich in einer Vorgesetztenrolle befinden, hinsichtlich der Mitarbeiterführung und -motivation geschult? (S. 58)	☐	☐
2.	Wird in der Praxis ein kooperativer Führungsstil angewendet? (S. 59)	☐	☐
3.	Zeigt sich der Chef gegenüber Problemen einzelner Mitarbeiterinnen offen, ansprechbar und hilfsbereit? (S. 62)	☐	☐
4.	Wird in der Praxis Mitbestimmung verwirklicht? (S. 62)	☐	☐

	Ja	Nein
5. Zeigen die Praxisangehörigen füreinander Hilfsbereitschaft, Verständnis und Toleranz? (S. 63)	☐	☐
6. Identifizieren sich die Praxisangehörigen mit ihrer Arbeit und „ihrer" Arztpraxis? (S. 63)	☐	☐
7. Werden den Mitarbeiterinnen materielle Motivationsanreize geboten? (S. 64)	☐	☐
8. Werden Überstunden großzügig vergütet? (S. 65)	☐	☐
9. Werden freiwillige Sozialleistungen gewährt? (S. 65)	☐	☐
10. Besteht für die Mitarbeiterinnen ein Erfolgs- oder Prämiensystem? (S. 65)	☐	☐
11. Besteht die Möglichkeit zu einer langfristigen, verbindlichen Urlaubsplanung? (S. 65)	☐	☐
12. Werden Praxisschließungen bei Abwesenheit des Chefs vermieden? (S. 65)	☐	☐
13. Sorgt der Chef für einen pünktlichen Feierabend? (S. 66)	☐	☐
14. Gibt es für die Mitarbeiterinnen einen entsprechend eingerichteten Sozialraum? (S. 66)	☐	☐
15. Wird der Versuch unternommen, die Arbeitsbedingungen für alle Praxisangehörigen zu optimieren? (S. 66)	☐	☐
16. Ist zwischen den Behandlungen ausreichend Zeit zum Vor- und Nachbereiten sowie zum Verschnaufen vorhanden? (S. 66)	☐	☐
17. Werden Weiterbildungsmaßnahmen durch den Chef gefördert? (S. 66)	☐	☐

Fragen zur Praxisadministration

	Ja	Nein
1. Werden die vorgeschriebenen Aufbewahrungsfristen eingehalten? (S. 67)	☐	☐
2. Werden nach Ablauf der Aufbewahrungsfristen ältere Karteikarten und Unterlagen regelmäßig „aussortiert"? (S. 67)	☐	☐
3. Gibt es für die Rezeptionshelferin „telefonfreie" Zeiten? (S. 68)	☐	☐
4. Sind die Zimmer und die Wege in der Praxis ausreichend ausgeschildert? (S. 68)	☐	☐
5. Ist an der Rezeptionstheke ausreichend Platz für Patienten zur Erledigung von Schriftverkehr? (S. 68)	☐	☐
6. Sind die verwendeten Ordner zur leichteren Unterscheidung farblich gekennzeichnet? (S. 68)	☐	☐

	Ja	Nein
7. Gibt es Checklisten für einzelne Vorbereitungsaufgaben im Hinblick auf den folgenden Arbeitstag? (S. 68)	☐	☐

Fragen zur EDV-Organisation

	Ja	Nein
1. Wird die Einführung eines EDV-Systems für die Arztpraxis in Erwägung gezogen? (S. 70)	☐	☐
2. Sind die Einsatzmöglichkeiten der EDV für die Arztpraxis bekannt? (S. 70)	☐	☐
3. Wird eine Situationsanalyse der gesamten Praxisorganisation zur Erfassung des Aufgabenspektrums, welches mit der EDV zukünftig bewältigt werden soll, durchgeführt? (S. 71)	☐	☐
4. Werden die zusammengestellten Anforderungen schriftlich festgehalten? (S. 72)	☐	☐
5. Finden bei der Auswahlentscheidung für ein EDV-System alle wichtigen Kriterien Berücksichtigung? (S. 74)	☐	☐
6. Wird die Entscheidung unter Zuhilfenahme einer Bewertungstabelle durchgeführt? (S. 77)	☐	☐
7. Werden alle wichtigen Punkte im Kaufvertrag berücksichtigt? (S. 77)	☐	☐
8. Werden bei der Einführung eines neuen EDV-Systems die räumlichen und arbeitsergonomischen Voraussetzungen geschaffen? (S. 78)	☐	☐
9. Wird bei der Umstellung eine sofortige Totalumstellung vermieden und vielmehr eine Teilumstellung durchgeführt? (S. 78)	☐	☐
10. Werden Akzeptanzprobleme bei den Angehörigen durch frühzeitige Beteiligung bei Auswahl und Anschaffung des neuen EDV-Systems vermieden? (S. 79)	☐	☐

Checklisten:
Arbeits- und Organisationshilfen

Einsetzbare Arbeits- und Hilfsmittel

Verwendung ist Arbeitsmittel	unbedingt notwendig	nützlich	nicht unbedingt notwendig
Telefon	X		
Nebenstellenanlage			X
Anrufbeantworter		X	
Wechsel- und Gegensprechanlage		X	
Telefax			X
Bildschirmtext			X
Vordrucke	X		
Geschäftsbrief	X		
Diktiergerät		X	
Elektronische Schreibmaschine		X	
Personalcomputer (PC)		X	
Praxiscomputer		X	
Kopiergerät			X
Posteingangsstempel			X
Materialkartei	X		
Terminbuch/Terminplaner	X		
Terminzettel	X		
Behandlungsblatt	X		
Rechnungskontrollbuch	X		
Patientenkartei	X		
Laboranmeldung		X	
Recall-Kartei		X	
Urlaubsplaner	X		
Arbeitsplatzbeschreibung		X	

Checkliste zur Materialwirtschaft

Logistikgedanke verwirklichen: Das
   richtige Material muß in der
   richtigen Art und Menge
   zum richtigen Zeitpunkt
   am richtigen Ort bereitstehen.

Die Materialbeschaffung sollte ständig auf den *tatsächlichen* Bedarf hin ausgerichtet sein!

Ablauf des Materialeinkaufs:

1. 14tägig anhand der Materialkartei feststellen, welche Artikel eingekauft werden müssen

**Logistik von Material-
beschaffung und -ver-
waltung**

2. Anhand von Materialkartei, Katalogen usw. Preisermittlungen durchführen
3. Preisvergleiche anstellen
4. Sonderangebote berücksichtigen
5. Material mit der richtigen Bestellnummer anfordern.

Funktionen der Materialkartei:
- Überwachung des Bestellzeitpunktes
- Überwachung der Lagerzeit
- Überwachung des Bestandes.

Eintragungen auf der Materialkarteikarte:
1. Produktname mit genauer Artikelbezeichnung, Bestellnummer und Packungsgröße
2. Tag und Menge der Bestellung
3. Preis des Produktes
4. Tag und Menge der Lieferung
5. Bei lagerzeitbefristeten Materialien Verfallsdatum bzw. das Mindesthaltbarkeitsdatum
6. Name des Lieferanten
7. Gegebenenfalls Festlegung einer Mindestreservemenge, die nicht unterschritten werden darf.

Führung der Materialkartei:
1. Gewissenhafte und vollständige Eintragungen auf den Karteikarten
2. Erfassung des gesamten Materials in der Kartei
3. Regelmäßige Kontrolle des Bestandes
4. Ständige Aktualisierung der Karteikarten.

Richtige Materiallagerung:
1. Materialannahme mit genauer Eingangskontrolle
2. Richtige Einlagerung
3. Berücksichtigung der richtigen Lagerungsbedingungen.

Oberstes Gebot der Materialwirtschaft ist für das gesamte Praxisteam der *sparsame* und *sorgfältige* Umgang mit Material und Instrumentarium in der Arztpraxis!

Checkliste zum Bestellsystem

Termine dürfen ausschließlich von der damit beauftragten Helferin vergeben werden!

Terminplanung und -vergabe

Wichtige Schritte bei der Terminplanung und -vergabe:

1. Patienten ausführlich über das Bestellsystem informieren
2. Behandlungsschritte mit dem Arzt absprechen
3. Dauer einzelner Behandlungsschritte zeitmäßig bewerten
4. Voraussichtliche Behandlungsdauer dem Patienten eröffnen
5. Freie Termine dem Patienten vorschlagen
6. Termine festhalten: Eintrag in das Terminbuch und Aushändigen des Terminzettels an den Patienten
7. Durchschrift des Terminzettels zur Karteikarte des Patienten heften.

Checkliste zur Behandlungsplanung

1. Diagnose und schriftliches Festhalten der Behandlungsvorschläge auf dem Behandlungsblatt.
2. Beratungstermin mit Patienten vereinbaren.
3. Beratung mit Patienten durchführen (unter Verwendung von Bildtafeln, Kostendarstellungen usw.) und Entscheidung über die weitere Behandlung.
4. Alle Behandlungsmaßnahmen auf dem Behandlungsblatt niederschreiben.
5. Festlegung der einzelnen Behandlungstermine und gegebenenfalls notwendiger Labortermine unter Berücksichtigung vom jeweiligen Zeitbedarf und ausreichenden Zeitabständen zwischen den einzelnen Terminen.
6. Vorbereitungsmaßnahmen zu den einzelnen Behandlungsterminen festhalten (Instrumente, Einsatz von medizinischen Apparaten, Zahlungsvereinbarung usw.).
7. Bei kritischen Phasen der Behandlung vorsorglich weitere Termine einplanen (evtl. weitere erforderliche Laboruntersuchungen usw.).

Checkliste zur Abrechnungsorganisation

Alle Behandlungsarbeiten, die nicht ausführlich dokumentiert sind, können bei der Abrechnung als ärztliches Honorar auch nicht geltend gemacht werden!

Aufbau des Rechnungskontrollbuches:
- fortlaufende Nummer
- Name des jeweiligen Patienten
- Rechnungsbetrag
- Datum der Rechnungserstellung
- Zahlungseingang mit Datum.

Kontrollbuch und Abrechnung

Notwendige Begründungen bei der Kassenabrechnung:
- Leistungen, die nicht durch die Diagnose begründet sind
- Leistungen, die sich vom Grundsatz her ausschließen, im Einzelfall dennoch zu berechnen sind (z.B. Blutentnahme neben Blutkörperchensenkungsgeschwindigkeit)
- mehr als zwei Besuche oder Visiten am Tage
- zwei Diätpläne im Behandlungsfall
- mehr als zwei eingehende Untersuchungen je Behandlungsfall
- bei Strahlenbehandlung (mehr als sechs Felder), bei Dermatosen usw.

Notwendiger Inhalt von Privatrechnungen:
- Datum der Erbringung der Leistung
- Gebührennummern
- Bezeichnungen der einzelnen berechneten Leistungen
- die einzelnen Beträge
- Steigerungssatz
- bei Entschädigungen: Art, Betrag und Berechnung
- bei Auslagen: Betrag und Art.

Checkliste zur Karteiführung

Eintragungen in die Karteikarten:
- Familienname, Vorname, Geburtstag des Hauptversicherten
- Familienname, Vorname, Geburtstag des Familienversicherten
- Anschrift, Telefonnummer, unter der sie erreichbar sind
- Beruf (des Versicherten)
- Arbeitgeber
- zugehörige Krankenkasse und Mitgliedsnummer
- Vermerke (auf Anordnung des Arztes): Diabetes, Glaukom, Hypertonie, Allergie o.ä.

Checkliste zur Laborterminierung

Vollständige Anmeldung mit
- genauen Labor-/Untersuchungsaufträgen
- Untersuchungsgegenständen (z.B. Stuhlproben, Blutentnahmen) usw.

Schriftliche Laboranmeldungen sollten mindestens enthalten:
- Abgabetermin an das Labor
- Art der vom Labor zu erstellenden Leistung
- mitgeschickte Unterlagen
- abgesprochene Fertigstellungs- bzw. Rücklieferungstermine.

Checkliste zu Praxismarketing und Patientenbetreuung

Entwicklung und Einsatz des Praxismarketings

Schrittweise Entwicklung des Praxismarketings:
1. Schritt: Standortbestimmung.
2. Schritt: Langfristige Praxisziele und Zielgruppen bestimmen.
3. Schritt: Umsetzung und Anwendung des erarbeiteten Praxismarketings.

Einsatz der Instrumente des Praxismarketings:
1. Kommunikationspolitik:
   persönliche Kommunikation, Werbung, Promotionaktivitäten, Patientengewinnung.
2. Leistungspolitik:
   neue Leistungsangebote, Veränderung des Leistungsangebotes, Reduzierung des Leistungsangebotes.
3. Engeltpolitik:
   Hochpreispolitik, Niedrigpreispolitik.

Patienteninformation

Informationsbedürfnis des Patienten:
- Anmeldung und Wartezeiten
- Erreichbarkeit der Praxis
- Praxisatmospähre
- Praxiszustand
- besondere Praxismerkmale
- Praxispersonal
- Arzt.

Beachtung von Werbeverboten im Hinblick auf:
- zulässigen Inhalt, Turnus und Anlaß für Anzeigen
- zulässige und notwendige Beschriftung des Praxisschildes
- zulässige Ankündigungen auf Briefbögen, Rezeptvordrucken, Stempeln.

Werbeverbote und Werbefreiheit

Werbefreiheiten nutzen.
Im *unmittelbaren Praxisfeld*:
- reservierte Parkplätze für Patienten
- gut (auch in der Dunkelheit!) sichtbares Praxisschild
- gut beleuchtetes, angestrahltes Praxisgebäude
- Praxiskinderspielplatz, -garten, -fahrradständer
- Abstellplatz für Kinderwagen
- Hundewarteplatz
- Aufzug/Treppenhaus ausreichend ausgeschildert
- Bildergalerie
- Blumen- und Pflanzenschmuck
- praxiseinheitliche Schilder an Türklingel, Briefkasten, Gebäude
- Hausrelief, Wandbemalung, Skulpturen, Brunnen, die sich im Stil und/oder als Miniatur in der Praxis als Gestaltungslinie fortsetzen und dadurch zum inoffiziellen „Praxiswahrzeichen" oder zum Markenzeichen der Praxis werden. Weitere Anwendungsbeispiele für derartige Markenzeichen (Corporate design): Praxisinnendekoration, Mitarbeiterinnenkleidung, Schilder für Ordnerrücken, Aufkleber und sonstige Geräte und Instrumente, die nicht die Praxis verlassen.

Im *weiteren* Praxisumfeld:
- Terminvormerker
- Patienteninformationen
- Praxisinformationspakete für Neupatienten
- Praxiszeitung.

Inhalte derartiger Informationsmittel können sein:
- Praxisanschrift, Anfahrt mit Skizze
- Sprechzeiten
- Angaben zur Erreichbarkeit (öffentliche Verkehrsmittel, Telefon, Parkplätze)
- Grundriß der Praxisräume
- Wo ist was? Wegweiser mit Symbolen
- Namen und Zuständigkeiten der Mitarbeiterinnen
- Tips für Vorbereitungen auf den Arztbesuch
- Tips für Notfälle
- Erläuterungen der Praxisgrundsätze und des Praxisstils
- Telefonaufkleber
- Visitenkarten
- Patientenmappen mit Ablage- und Aufbewahrungsmöglichkeit für alle Praxisinformationen.

Informationsmittel

Checkliste zur Personalführung und Mitarbeitermotivation

Kooperativer Führungsstil

Vorteile des kooperativen Führungsstils:
- Zusammengehörigkeitsgefühl der Mitarbeiter/-innen wird gestärkt
- Gefahr möglicher Konflikte wird verringert
- Klima zwischen Vorgesetzten und Untergebenen verbessert sich
- persönliche Entfaltung der Mitarbeiter/-innen, deren Kreativität und aktive Mitarbeit werden gefördert.

Veränderung der Arbeitsstrukturierung:
- Aufgabenerweiterung (job enlargement)
- Arbeitserweiterung (job enrichment)
- Arbeitsplatzwechsel (job rotation).

Anwendung von Führungsprinzipien:
- Führung durch Aufgabendelegation (Management by delegation)
- Führung nach dem Ausnahmeprinzip (Management by exception)
- Führung durch Zielvereinbarung (Management by objectives)
- Führung durch Ergebnisorientierung (Management by results).

Motivation der Mitarbeiter

Motivation durch
- *materielle Anreize:*
  Sachleistungen
  monetäre Zahlungen.
- *immaterielle Anreize:*
  soziale Anreize:
  – kooperativer Führungsstil
  – positive Arbeitsumfeldgestaltung
  – Mitwirkungsmöglichkeiten.
  Aufstiegs-/Ausbildungsanreize:
  – Beförderung
  – Fortbildung.

Checkliste zur Praxisadministration

		Aufbewahrungsfristen
1. Geschäftsführungsunterlagen	Geschäftsbücher Inventare Bilanzen	10 Jahre nach Jahresende
	Buchunsbelege	6 Jahre nach Jahresende
2. Ärztliche Aufzeichnungen	Karteikarten/ Krankenblätter Befundberichte/ Analysen/Fotografien Gutachten Arztbriefe	3 Jahre nach Abschluß der Behandlung
	Durchschriften von Arbeitsunfähigkeitsbescheinigungen (AU)	1 Jahr
3. Röntgenunterlagen	Röntgenbefunde Aufzeichnungen über röntgendiagnostische Maßnahmen	10 Jahre
	Nachweise über die Röntgenbelehrung der Mitarbeiterinnen	5 Jahre

Checkliste zur EDV-Organisation

Einsatzmöglichkeiten der EDV in der Arztpraxis:
- Führen von Patientenkarteien (Stammdaten- und Befundverwaltung, Datenbank mit Chipkartenleseeinheit), Marterialkartei, Recallkartei usw.
- Erstellung von Arztbriefen, Rezepten, Überweisungen, Rechnungen, Mahnungen, Gutachten, Zahlungsanweisungen, Laboraufträgen, Materialaufträgen usw.
- vereinfachte Erstellung von ärztlichen Schreiben aus Standardtexten und Textbausteinen
- Führen des Bestellbuches, Überwachung von Fristen und Terminen, Kalenderdaten
- Verwaltung von Adressen, Anschriften und Telefonnummern
- Durchführung der Privat- und Kassenliquidation (GOÄ-Abrechnung, Quartalsabrechnung mit Ergebnislisten und Statistik)
- Durchführen von Rechnungsvorgängen
- Erstellen von Arbeits- und Anwesenheitsübersichten des Praxispersonals, Tagesprotokollen und Statistiken
- Personalverwaltung
- Wartezimmerlisten
- Terminalnachrichtensystem (Nachrichtenaustausch über Bildschirm)
- Praxisbuchführung mit Erstellung des Jahresabschlusses und ggf. der Einkommensteuererklärung des Praxisinhabers.

Schrittweises Vorgehen bei der Anschaffung von EDV-Systemen:

1. Schritt

- Festlegung des Aufgabenspektrums, welches in der Praxis zukünftig mit EDV-Unterstützung bewältigt werden soll,
- Durchführen einer Situationsanalyse der gesamten Praxisorganisation, wobei Schwachstellen aufgedeckt und Verbesserungsvorschläge direkt abgeleitet werden sollen.

2. Schritt

- Aus dem Ergebnis der Situationsanalyse bzw. der Festlegung des Aufgabenspektrums Anforderungen an das benötigte EDV-System ableiten.
- Überblick darüber verschaffen, ob sich die speziellen Vorstellungen der Praxis auch verwirklichen lassen und welche aktuellen Angebote es auf dem Markt gibt.
- In dieser Phase noch *keine Kaufentscheidung* treffen!
- Für einfache, nicht arztpraxisspezifische Anforderungen reichen handelsübliche Programmprodukte, die auf ebenfalls gängigen PC-Typen installiert werden, aus.
- Für die Erfüllung arztpraxisspezifischer Aufgabenspektren sind spezielle Anwendungsprogramme und erweiterte Rechnersysteme erforderlich (Arztrechner).

3. Schritt

- Treffen der Auswahlentscheidung unter Berücksichtigung von Auswahlkriterien.

4. Schritt

- Abschluß eines entsprechenden Kaufvertrags.

Auswahlkriterien für EDV-Systeme:
- Erfüllung der gestellten Anforderungen
- Ausstattung/Komfort/Leistung
- Benutzerfreundlichkeit
- Preis
- Wartungsfreundlichkeit
- Serviceumfang.

Entscheidungstabelle mit Punkteskala zur Kaufentscheidung unter Berücksichtigung der Kriterien:

5 = Kriterium wird voll erfüllt
4 = Kriterium wird weitestgehend erfüllt
3 = Kriterium wird ausreichend erfüllt
2 = Kriterium wird nur zum Teil erfüllt
1 = Kriterium wird überhaupt nicht erfüllt.

Kriterien	Angebots-alternative 1	Angebots-alternative 2	Angebots-alternative 3
Erfüllung der gestellten Anforderungen			
Ausstattung/ Komfort/Leistung			
Benutzer-freundlichkeit			
Preis			
Wartungs-freundlichkeit			
Serviceumfang			
Punktesumme			

Gestaltung des Kaufvertrags bei der Anschaffung von EDV-Systemen:
- Verpflichtung des Lieferanten, Geräte und Programme zu liefern, die gesamte Anlage zu installieren, zu testen und in Betrieb zu setzen.
- Festschreibung des vereinbarten Preises in deutscher Währung.
- Keinerlei Zahlungsverpflichtung vor Abnahme des einwandfrei arbeitenden Systems.
- Genauer Zeitplan mit Terminsetzung für die Lieferung, Installation und Inbetriebnahme.
- Sicherstellung der Ersatzteilbevorratung für die Dauer von mindestens 10 Jahren.
- Wartungsvertrag für die Vollwartung als Pauschalleistung als fester Bestandteil des Kaufvertrags.
- Mitlieferung ausreichender Bedienungsanleitungen und Dokumentationen für den Betrieb der Anlage, Geräte und Software in deutscher Sprache mit Aktualisierungsgarantie für die Dauer von 10 Jahren nach erfolgter Abnahme.
- Schulung und Einweisung des Praxispersonals.
- Gewährleistungsfrist für die Dauer von 12 Monaten nach Abnahmedatum mit der Verpflichtung, alle in dieser Zeit auftretenden Mängel kostenlos zu beheben.
- Haftung für verborgene Fehler, die bei der Abnahme der Anlage nicht sofort erkennbar sind, durch den Lieferanten.
- Untersagung von Unterverträgen oder Abtretung von Leistungen an Dritte.
- Verletzungen von Urheberrechten und Schutzrechten der Software gehen zu Lasten des Lieferanten.
- Werbung durch den Lieferanten ist nur mit Zustimmung des Arztes zulässig.

Einführung von EDV-Systemen:
- Einführungsphase von EDV-Systemen in Arztpraxen gründlich vorbereiten.
- Räumliche und arbeitsergonomische Voraussetzungen schaffen (Stromanschlüsse, Kabelverbindungen, Beleuchtung, Computermobiliar, Beleuchtungsstärke, Arbeits- bzw. Sitzpositionen usw.).
- Umstellungsvorgang durch Teilumstellungen oder Parallelumstellung vornehmen.
- Auf eine sofortige Totalumstellung verzichten.
- Akzeptanz durch das Praxispersonal durch frühzeitiges Einbeziehen in den Entscheidungsprozeß zur Einführung eines EDV-Systems in der Arztpraxis erhöhen.
- Mitbestimmung aller Praxisangehörigen bei der Anschaffung, der Auswahl und Einführung des EDV-Systems.

Weiterführende Literatur

Andersen, H. H., J. M. v.d. Schulenburg: Konkurrenz und Kollegialität: Ärzte im Wettbewerb. Edition Sigma, Berlin 1990

Arnold, M. et al.: Der Beruf des Arztes in der Bundesrepublik Deutschland. Deutscher Ärzte-Verlag, Köln 1984

Betz, T., H. Bruck, A. Hanke et al.: Praxis-Management. Zuckschwerdt, München 1993

Engelbrecht, R. u.a.: Arzt-Rechner. Springer, Berlin 1987

Esser, W.: Computer und Arzt. GBI, München 1989

Gross, G. F.: Praxismarketing. Ecomed Landsberg 1987

Harlander, N. A., U. Flörkemeier: Arzt und Mitarbeiter. Deutscher Ärzte-Verlag, Köln 1986

Hecke, H.: Rationelle Praxisverwaltung. Quintessenz Berlin 1986

Heuser-Schreiber, H.: Arzt und Patient im Gespräch. Wiesbaden 1982

Kimmel, K.: Praxisdokumentation. Koblenz 1989

Köhler, C. O. u.a.: Computer in der Arztpraxis. Ecomed Landsberg 1985

Lang, H.-U. u.a.: Praxisgründung – Praxisführung. Perimed, Erlangen 1987

Metzner, K. H.: Einführung in die Praxisrationalisierung. Bonn 1977

Pillwein, E.: Bestellsystem und Behandlungsplanung. Spitta, Balingen 1988

Rohde, K. D.: Praxisplanung und -gestaltung. Quintessenz, Berlin 1985

Schmitz, N.: Nutzung technikgestützter Informationssysteme in Arztpraxen. Eul Köln 1980

Schön, F., B. Gierl: Leitfaden für eine erfolgreiche Praxisführung. Berlin 1979

Wolff, G., G. Göschel: Mitarbeiterführung in Arztpraxis und Klinik. Springer, Berlin 1979

Sachverzeichnis

Notizen

Notizen